Kama-sutra para el hombre
DONDE VOLVERLO LOCO

Carlos P One

Desde un enfoque diferente y sin prejuicios e ilustrado con numerosas ilustraciones, este libro ofrece una estimulante visión del erotismo masculino.

Esta guía contiene lo que él necesita saber para potenciar su placer y desvela los secretos para que ella lo haga sensualmente feliz. Incluye todas las claves de una vida sexual más plena, libre y creativa:

· La psicología del sexo masculino

· Técnicas para controlar la erección

· Eyaculaciones más placenteras

· Masturbación y sexo oral

· Coito anal

· Masajes eróticos y otras formas de placer

· Zonas erógenas

· Las posturas y técnicas con las que él más disfruta

· Los problemas sexuales más frecuentes

Introducción

Este es un libro pensado para aquellos hombres y mujeres que aman su cuerpo y todas las posibilidades sexuales que éste ofrece; que no ignoran la llamada de su sexualidad ni del erotismo y que desean realizarse plenamente como amantes.

La buena reacción de los lectores ante mis libros nuevo *Kama-sutra ilustrado* y *Placer sin límites*—, ha evidenciado la necesidad de particularizar en la temática puntual que éstos abordan en general.

El cuerpo, la piel y los sentidos son la esfera más honrada de cada individuo, porque cuando necesitan ser estimulados y saciados, lo expresan de un modo espontáneo y natural. Precisan nutrirse con emociones, seguridad y placeres intensos, factores clave para ayudar a los seres humanos a sentirse vivos.

Por eso la sexualidad debe tener un espacio importante en la vida de todos. Es preciso conocer cómo se enciende la piel, cómo palpitan la boca y los genitales cuando sienten urgencia de sexo y cómo se refina el erotismo para que paulatinamente aumente en grado e intensidad el goce. Quien conozca plenamente sus posibilidades eróticas, aprenderá pronto a dar placer a su amante y al mismo tiempo será el mejor guía para enseñar al otro a compensarle con la respuesta sexual correcta.

Intentar alcanzar la perfección sexual es un espejismo que sólo aportará insatisfacción, puesto que es prácticamente imposible lograrla. Lo realmente importante es la pequeña búsqueda cotidiana de nuevas caricias, besos, posturas o palabras nunca dichas que son las mejores armas para luchar contra la monotonía, uno de los mayores enemigos de la libido.

Dos seres unidos en un abrazo amante, sin más meta ni fin que la exploración de sus cuerpos para dar y darse disfrute, son como una obra de arte y consiguen dejar paso a la fuerza incontrolable de la naturaleza. Aquellos que son capaces de alcanzar las cumbres eróticas a las que los lleva su propio cuerpo, su pasión y su instinto, vivirán una experiencia que los enriquecerá plenamente y los hará más sensuales, más sensibles y, desde luego, más libres.

Hacia un placer mayor

Disfrutar de experiencias sexuales ricas y placenteras es tan importante y necesario como alimentarse, protegerse del frío o dormir. Aceptar que el deseo es el motor del impulso vital del ser humano, es el primer paso para alcanzar el placer sexual y sentirse más pleno y realizado.

Una vez asimilados estos conceptos resulta sencillo aprender a identificar las propias necesidades sexuales y descubrir que cuando éstas son satisfechas, el mundo emocional se enriquece. Muchas veces las inhibiciones que comparten los hombres y las mujeres son un obstáculo para conseguir la espontaneidad que les permita disfrutar libremente y para dejar paso al asombro de experimentar todas las posibilidades, en busca de las más altas cotas del placer sensual.

Aunque el erotismo y su satisfacción es una experiencia personal e intransferible, nunca será totalmente pleno si no existe una buena comunicación entre las personas que mantienen la relación sexual.

Aunque el erotismo y su satisfacción es una experiencia personal e intransferible, nunca será totalmente pleno si no existe una buena comunicación entre las personas que mantienen la relación sexual. Precisamente cuando hay un buen nivel de comunicación, se llega a la mayor plenitud sensorial.

Durante mucho tiempo se asimiló mayoritariamente el modelo de sexualidad con una marcada direccionalidad masculina. Por fortuna, para ambos sexos, este concepto fue cambiando con los aires de renovación y libertad que comenzaron a vivirse durante el pasado siglo que alcanzaron su máximo punto de desarrollo durante la llamada Revolución Sexual de la década de los sesenta. Pero ni siquiera ésta fue capaz de resolver importantes asignaturas que aún están pendientes para muchos, como son el compartir y ofrecer con generosidad la propia sensualidad y saber recibir la que el otro ofrece.

Cada individuo tiene un comportamiento sensual y sexual propio y, lo primordial, es aceptarlo y disfrutarlo. Asimismo, reducir el concepto de sexualidad al coito, es limitar todas las emociones y sensaciones que el cuerpo puede experimentar de forma espontánea y sin limitaciones. Ignorar otras formas de sexualidad es cortar el camino que lleva a desentrañar las necesidades de cada solitario o en y sintiéndose seducido, despertando el deseo y elevando la libido, recorriendo hasta los más íntimos rincones del cuerpo. Este es el estimulante desafío que tienen ante sí los que aspiran tener una vida sexual plena y satisfactoria.

La psicología del

sexo

Quienes creen que el sexo es algo puramente fisiológico se cierran en gran medida las puertas del auténtico placer. Como en tantos otros aspectos de la vida, una actitud positiva, una disposición creativa y abierta y no seguir ninguna otra regla que la dictada por el propio deseo, son las claves para incrementar el goce erótico.

El igual que la mujer necesita tener un estado emocional equilibrado para poder disfrutar del sexo.

Sin embargo, rara vez se toma en cuenta que para sentir placer hay que tener cierto estado de ánimo. Uno de los grandes mitos es aquel que asegura que el hombre siempre está preparado y es capaz de excitarse y «cumplir» con su papel sexual en cualquier circunstancia, responsable de muchas frustraciones.

Todos los seres humanos, sea cual sea su sexo y su opción sexual necesitan estar en un óptimo estado físico y emocional que les permita hacer el amor satisfactoriamente. Las prisas, las tensiones, los temores y la depresión, entre otros muchos factores emocionales, inciden de manera significativa a la hora de estimular o anular el deseo. Negar su importancia y pretender convertir un acto sexual en algo mecánico y puramente fisiológico lleva, la mayoría de las veces, a la insatisfacción.

Asimismo, puesto que cada personalidad es diferente, hay hombres que se excitan sobremanera ejerciendo un papel activo, que los lleva a tomar posesión de cada centímetro de la piel de su amante besándola, acariciándola, penetrándola y disfrutando de cada una de las respuestas de ella. Esta situación aumenta su ardor sexual y su pasión, y le permite crear juegos cada vez más imaginativos para complacerla. Otros, por su particular perfil o sensibilidad, prefieren dejarse llevar entre los brazos de la amante y que sea ella quien tome la iniciativa. Este tipo de hombre va despertando al ritmo que ella imprima a su placer. Buscando una cadencia lenta, hipnótica y de sensualidad sugerida que despierte paso a paso y lentamente toda su potencia sensual.

Sentir como crujen unas sábanas de seda mientras los cuerpos se deslizan, se buscan y se encuentran en el abrazo erótico, aumenta el placer. Hay momentos en que el máximo erotismo se halla en la visión de la desnudez. Y otros, en los que adivinar qué esconde o sugiere el tejido de las ropas enardece el deseo.

Pero lo cierto es que, sea cual sea el rol que se escoja, el camino del disfrute se basa en dejarse llevar por el propio instinto sexual. La sexualidad es un territorio sin reglas fijas, el modo de vivirla lo deben decidir los amantes en libertad con el único fin de fundirse en la pasión que aplaque sus ansias y su deseo, hasta que éste vuelva a despertar con más fuerza aún si cabe.

CLIMA DE INTIMIDAD

El sexo, como otros aspectos que enriquecen la vida, requiere de una apuesta valiente, cuyo secreto consiste en dejarse llevar olvidando el sentido del ridículo y sin ceder a falsos pudores que pongan barreras al goce.

Cuando dos personas deciden compartir el placer carnal comienzan a construir juntas una maravillosa obra sin cálculos ni ideas previas, porque en la intimidad, la fantasía y el erotismo de los amantes son los arquitectos de un templo consagrado al goce.

Los amantes son deliciosos cómplices en uno de los aspectos más estimulantes de la vida y se necesitan para saciar sus deseos auténticos e impostergables.

Es difícil hallar complicidad más estimulante que la de dos personas comunicándose mutuamente sus fantasías sensuales. Los amantes que recorren unidos el camino intenso del sexo, sin reducirlo únicamente a la meta del orgasmo, sino deteniéndose a gozar de cada recodo, valle y meseta, descubren un inagotable placer sensual del que aprenden a disfrutar plenamente.

Al crearse ese clima emocional único que enardece la piel, se despiertan las zonas erógenas del cuerpo y se percibe con claridad que el deseo ha aflorado con fuerza irresistible, en ese momento se abren las puertas del placer y ya no se puede ni se quiere volver atrás.

Y como toda ceremonia, el sexo necesita de un espacio adecuado para celebrarse en todo su esplendor, acariciando la totalidad de los sentidos de los amantes para acrecentar el erotismo: la temperatura, los sonidos, los colores, las texturas y los perfumes, suman intensidad a la pasión.

Al igual que la gastronomía y otros placeres, el erotismo es un apetito que va refinándose con el conocimiento. Dar por sentado que ya se ha disfrutado de todos los sabores o repetir los mismos manjares de siempre, tiene el peligro de caer en la rutina y en gestos repetitivos o mecánicos. Erotizar al amante con todos los sentidos y encenderlo con nuevas experiencias expresadas a través de murmullos, palabras, caricias y besos, para hacerle llegar el mensaje de que se tiene la clave para calmar el propio deseo y a la vez el suyo, es una vivencia intransferible de gozo profundo y una fiesta incomparable para los sentidos.

Una vez conseguido el clima que enardece la piel, se despiertan las zonas erógenas del cuerpo lo que lleva a sentir que el deseo ha aflorado con fuerza irresistible y se estará a las puertas de consumar la ceremonia del placer.

Lo masculino como identidad

La más evidente diferencia de identidad sexual entre

hombres y mujeres es el aparato genital. En el hombre, gran parte del mismo, está a la vista. El conocimiento de la completa constitución del aparato genital masculino y de sus funciones, es fundamental para conocerse y reconocer las primeras características que son propias del sexo masculino y sus posibilidades de dar y recibir placer erótico.

El frenillo es la zona del pene que, al ser estimulada, produce mayor placer sexual.

Los genitales externos del hombre se componen del pene y el escroto. En la zona posterior del pene está el frenillo —el punto de más excitación sexual—, que sujeta una especie de capucha de piel. Ésta es el prepucio y protege el glande. Hay hombres que tienen el prepucio retirado hacia atrás y la sensible cabeza del pene expuesta. Otros, por motivos religiosos —tradición judía o musulmana—, tienen el pene circunciso. Esta operación también se realiza por razones higiénicas o de salud, por ejemplo, en caso de fimosis, en que se quita el frenillo para facilitar funciones fisiológicas.

En algunos hombres, el prepucio está congénita y naturalmente retirado hacia atrás.

El glande o cabeza del pene está protegido por una fina capa de piel surcada por multitud de terminaciones nerviosas. Éstas son responsables de la máxima sensibilidad y del alto grado de placer que alcanzan los hombres al ser acariciados, besados o lamidos en ese punto.

La elasticidad de la vagina le permite adaptarse, generalmente, al pene de su compañero.

El cuerpo del pene es un músculo cilíndrico de tejido esponjoso, con gran cantidad de poros o cavidades. Cuando un hombre se excita, su miembro crece pudiendo alcanzar hasta el doble de su tamaño en reposo. Esto ocurre al producirse una afluencia de sangre hacia la zona, que llena las cavidades esponjosas.

En la base del pene, y también a la vista, está el escroto, una bolsa de piel rugosa de gran sensibilidad erótica, dentro de la cual se encuentran los testículos. Ellos son los responsables de producir la hormona sexual masculina y los espermatozoides que intervienen en la reproducción.

FALSOS MITOS

Algunos hombres parten de la idea errónea de suponer que el tamaño o la forma del pene influye en la capacidad de alcanzar placer y ofrecerlo a su amante. Este error es responsable de muchas frustraciones e inhibiciones sexuales.

Todos los penes son normales y todos pueden alcanzar y dar placer.

No hay un pene igual a otro en forma o tamaño y lo mismo sucede con la vagina de la mujer. Por la elasticidad de su tejido muscular, este órgano femenino tiene una gran capacidad de adaptación a la forma y el tamaño del pene del amante, «conteniéndolo y abrazándolo» en la medida adecuada. En cambio, es cierto que un pene grande, que suele provocar un sentimiento de orgullo en el hombre, puede ser a veces fuente de molestias o dolor para determinadas mujeres, si sus vaginas son pequeñas o con poca capacidad de dilatación. Afortunadamente la naturaleza es muy variada, por lo que hay vaginas más cortas y anchas o más finas y largas. De modo que no hay un modelo que sea el más valorado por las mujeres, ni el más adecuado para hacer el amor por su forma o tamaño. Se trata de una cuestión de proporción y de la creatividad de los amantes para encontrar la postura más satisfactoria para ambos.

Si el tamaño del pene es más pequeño o delgado que la vagina —puesto que las tallas no siempre se puede escoger, se resuelve colocando una almohada debajo de los glúteos de la mujer en el momento de la penetración.

También el tamaño de los testículos despierta ciertas dudas en los hombres y, en algunos casos, les produce sensación de inferioridad el tenerlos pequeños, como si esto fuera una desventaja, o como si demostrara que su potencia sexual está determinada por testículos de gran tamaño. Nada más lejos de la verdad. Ni la producción de esperma ni el disfrute sexual dependen de las dimensiones de los órganos genitales.

El mejor amante no es el que tiene el pene de mayor tamaño, es el mejor dispuesto para despertar el erotismo y los deseos del otro. La forma y la medida no tiene importancia cuando existe el deseo de jugar libremente con el cuerpo de ella, buscando cada rincón donde se pueda despertar el goce, con el pene, las manos, la lengua o todo ello a la vez. Igualmente cuando sea la mujer la que busque erotizar al hombre, poco le importará el tamaño del pene. Lo importante será la sensualidad de su respuesta erótica.

La próstata

El conocimiento de este órgano, que sólo poseen los hombres, es muy importante. La próstata, ha sido llamada el «asiento de la masculinidad».

Aunque se la describe como una glándula, en realidad, un 70 % de su tejido es una suerte de racimo de pequeñas glándulas interiores, rodeadas de una cápsula externa de tejido fibroso y muscular que las protege y constituye el 30 % restante. Por su aspecto y tamaño la próstata se parece a una nuez.

Está situada detrás de la vejiga y delante del recto, en la base del pene. La atraviesa un conducto flexible, la uretra, que luego pasa longitudinalmente por el pene. Este canal lleva la orina y el semen masculino.

En la infancia y hasta la pubertad, la próstata es tan pequeña como una canica. Entre los once y los trece años comienza a crecer hasta alcanzar el tamaño que tiene la próstata sana de cualquier adulto joven, unos 3 centímetros de longitud, 4 centímetros de ancho y 2,5 centímetros de espesor. Su peso aproximado es de unos 20 gramos, aunque puede variar ligeramente.

La glándula prostática ha sido llamada el «asiento de la masculinidad». Por su aspecto y tamaño se parece a una nuez.

<u>El semen contiene espermatozoides, fluido seminal y otras sustancias, además de un líquido lechoso originado en la próstata. Cuando un hombre se enardece de pasión durante el juego con su amante o por autoestímulo, este líquido aumenta en gran cantidad para transportar el semen que al ser liberado da paso al orgasmo.</u>

La hormona masculina llamada testosterona es la responsable del crecimiento de la próstata en la adolescencia y asimismo la que genera otros cambios en los varones, tales como la modificación en el timbre de la voz o el crecimiento del vello en diversas zonas del cuerpo.

Salvo en el momento de su crecimiento, la glándula prostática pasará inadvertida. En algunos hombres el tamaño de la próstata permanece casi invariable a lo largo de toda la vida.

Esta glándula interviene durante el clímax masculino, porque en ese momento se contraen los músculos que rodean la parte inferior de la uretra, provocando fuertes impulsos que hacen que el cuerpo del hombre se tense y se contraiga en movimientos que responden al goce que experimenta.

La erección

En ciertas ocasiones, el deseo aparece como una fuerza sutil pero urgente sin que haya habido antes un estímulo concreto. Y también, a veces, la erección puede ser una respuesta automática del cuerpo.

Una imagen erótica con la que se ha soñado, el recuerdo de unos senos turgentes o una fantasía sexual, pueden despertar el miembro de un hombre. Mientras que las respuestas automáticas del deseo suelen estar provocadas por un roce, por el calor del lecho o el contacto de las sábanas sobre el cuerpo desnudo, entre otras.

Muchas veces, durante un encuentro sexual, aunque el hombre no esté motivado, si la mujer lo acaricia, lo besa o toca su pene o sus tetillas, su pasión se despierta de inmediato.

A pesar de que la mayoría de los estudios sobre la libido son todavía muy recientes, todos coinciden en que la hormona llamada testosterona es uno de los factores desencadenantes de la pasión tanto en el hombre como en la mujer. Sin embargo, el ansia erótica no depende únicamente de un simple funcionamiento hormonal, ya que es mucho más rica y compleja que un proceso biológico.

las erecciones matinales no siempre están relacionadas con los seños eróticos. Cuando coinciden el despertar con la llamada fase de movimientos oculares rápidos, se produce una erección con el fin de oxigenar el pene

DESEO Y SINCRONÍA SEXUAL

El hombre y la mujer tienen ciclos hormonales periódicos que fluctúan y que hacen que sientan mayor o menor apetito sexual. Como es lógico, en muchas ocasiones, el ritmo de estos ciclos no coincide en los amantes.

La ansiedad u otros problemas hacen descender la carga de deseo. Basta estar enfadado por cualquier motivo tanto con la amante como por otro tema para que la irritación haga que disminuya o desaparezca el deseo del hombre.

A veces, él percibe desde el primer momento que sus deseos no están sincronizados o cree sentirse rechazado y su vehemencia se desvanece. No obstante, es posible hallar el punto de equilibrio y encontrar la excitación, si ambos se lo proponen y apuestan realmente por el erotismo.

Aunque la amante en efecto esté menos motivada,

no se negará a participar del juego de caricias que le brindará el hombre paseando sus manos con ardor por todo su cuerpo.

Aunque la amante en efecto esté menos motivada, no se negará a participar del juego de caricias que le brindará el hombre paseando sus manos con ardor por todo su cuerpo. Si al hacerlo, él le susurra palabras eróticas al oído, le repite cuánto la desea, expresa su placer gimiendo y elogia la belleza de su cuerpo a medida que la va acariciando, ella irá perdiendo su indiferencia inicial. Además, cuando poco a poco él insista en llevar la mano de la mujer hasta su pene para que ella vaya notando en la erección la medida de su deseo, la situación se modificará totalmente.

Una vez despierto el instinto sexual de ella, lo demás será imparable y arrollador. También la amante se implicará activamente en el juego, apresando con sus manos el falo, acariciando el escroto y buscando con ansiedad las caricias masculinas. Todo su cuerpo se volcará deseoso sobre el de él, ofreciendo sus pechos para que sean besados con pasión, abriendo sus muslos para que él tenga acceso a su interior y expresando con sus ansiosos gemidos el goce al que ya estará completamente entregada.

EL SÍMBOLO DE LA VIRILIDAD

Pocas cosas son tan placenteras y eróticas para el hombre como sentir que su pene crece al ir ganando firmeza, hasta alcanzar una erección potente.

Hay penes que tienen un tamaño importante en reposo y que crecen poco al estar en erección y, en cambio, otros más pequeños pueden llegar a alcanzar erectos hasta el doble de su longitud.

La dureza del falo hace que el hombre note la plenitud de sus facultades amatorias y sienta la tentación irreprimible de tocarlo como una necesidad imperiosa que no puede soslayar porque su erección es imparable.

Los criterios de flaccidez y erección varían de un hombre a otro y no son válidas las comparaciones.

Algunos hombres se desesperan porque aun sintiendo un gran deseo sexual no consiguen una erección lo suficientemente buena para llevar a cabo la penetración o su pene permanece bastante o casi totalmente fláccido. De todos modos, se debe tomar en cuenta que los criterios de flaccidez y erección varían y no valen las comparaciones.

En los casos en que no se consiga un pene muy erguido no hay que preocuparse, ya que se puede aprender a incrementar el grado de erección, prolongarla y mantenerla, para tener relaciones sexuales de mayor intensidad.

<u>No todas las erecciones son iguales. Algunos penes crecen en vertical trazando una trayectoria paralela al vientre, otros alcanzan una posición perpendicular con respecto al cuerpo y otros, aun en plena erección, trazan una curva por la que el glande mira hacia abajo</u>

<u>**o hacia un lado.**</u>

APRENDER A CONTROLAR LA ERECCIÓN

Para hacer coincidir los niveles de deseo con la firmeza del pene es preciso que cada hombre conozca cómo y qué lo estimula y éste es un campo que pertenece a la imaginación y a los sentidos.

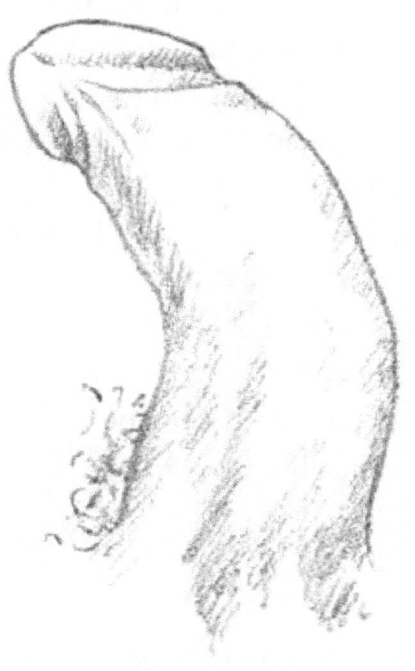

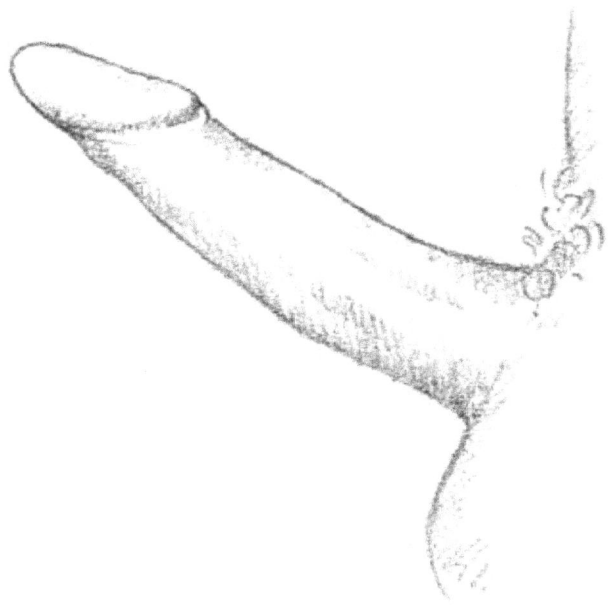

Distintos tipos de erección

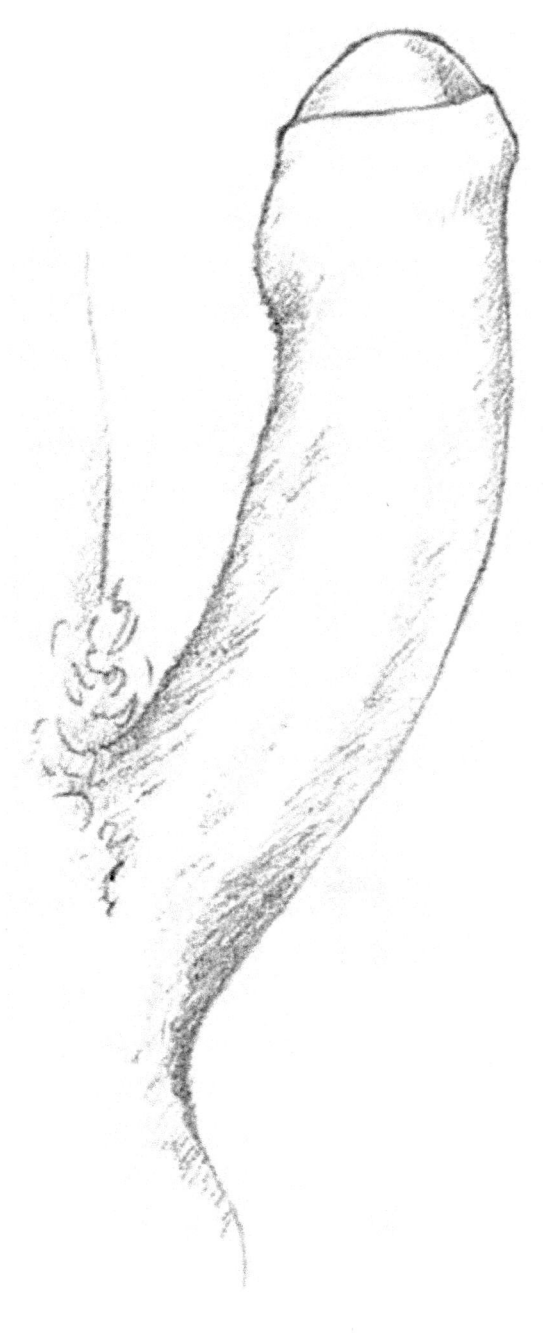

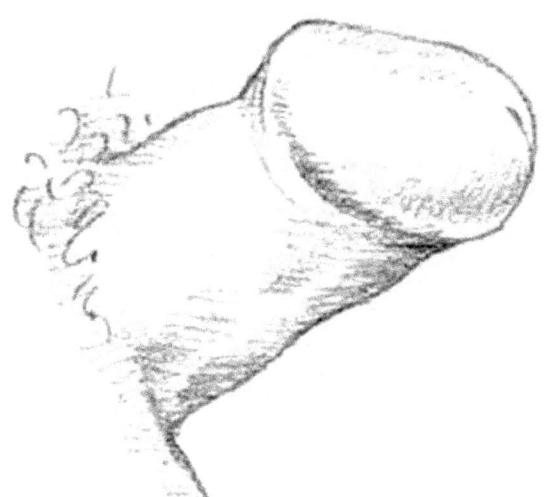

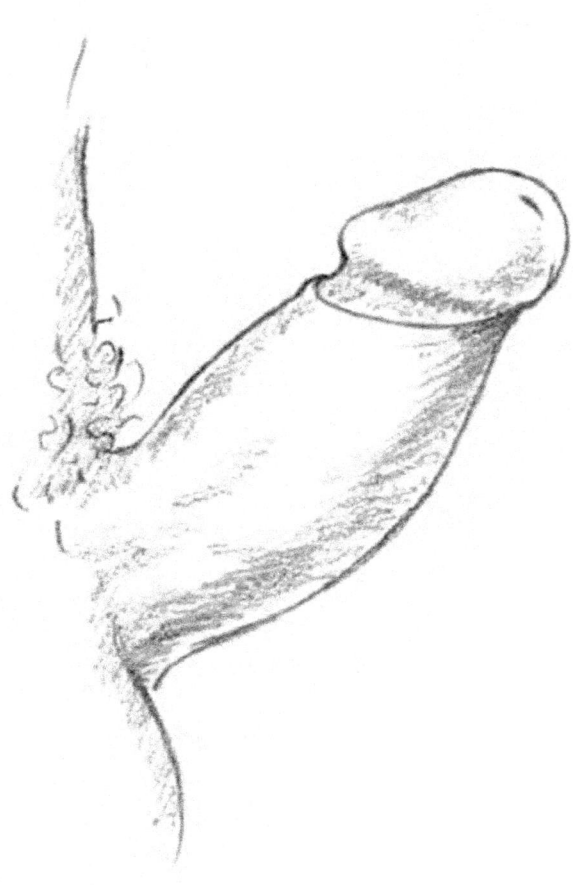

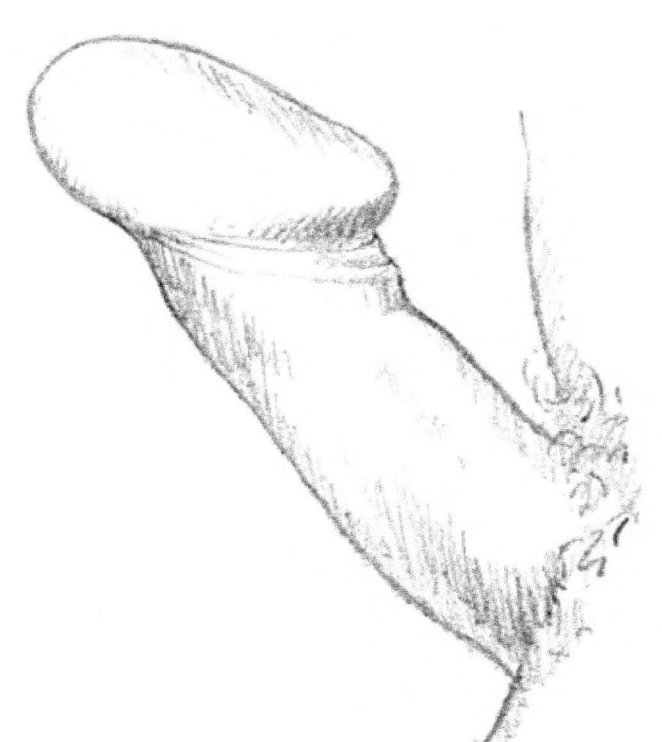

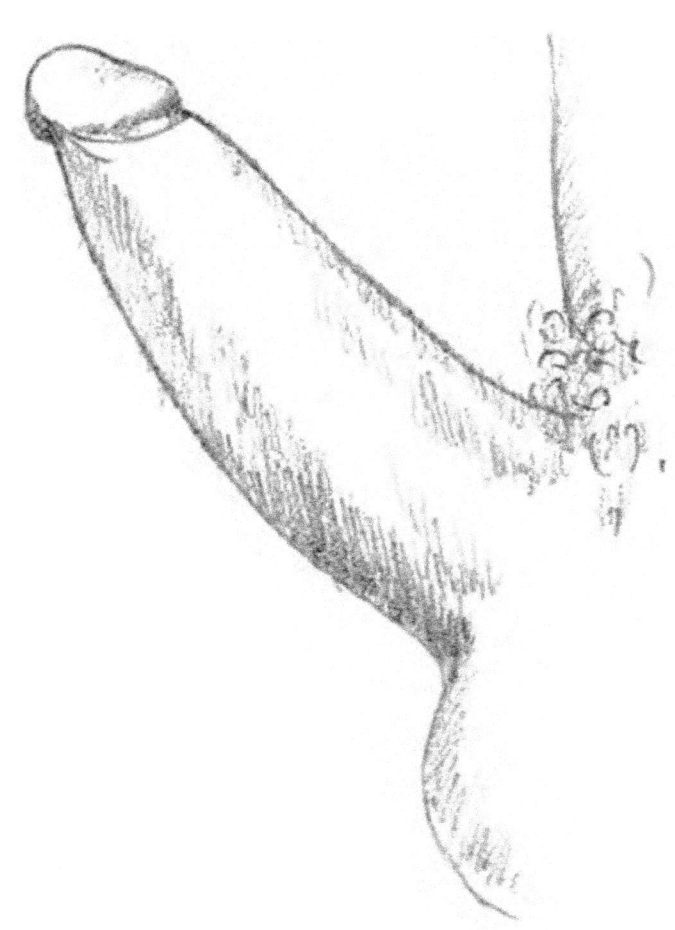

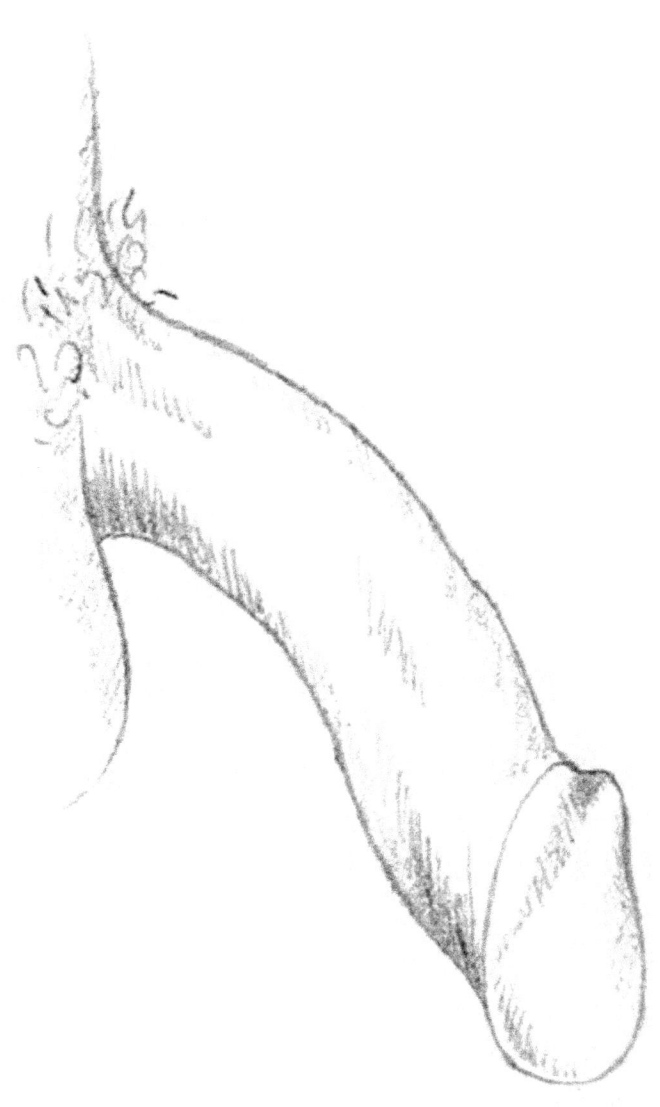

Prácticamente siempre, la erección que los hombres tienen por la mañana al despertar suele ser más firme que la que alcanzan a otras horas del día y, sobre todo, completamente distinta a la nocturna. La razón es que al despertar, después de varias horas de sueño, los músculos están relajados, no hay cansancio físico ni tampoco interferencias, factores que, en cambio, es posible que aparezcan a lo largo del día.

En los inicios de una relación sexual generalmente lo que él desea es alcanzar cuanto antes la erección, sin embargo es bueno que el hombre comience a hacer el amor en un estado de máxima relajación. Una vez que se logre la distensión física y mental entre los amantes y el escenario esté dispuesto para gozar, llega el momento preciso para dar paso a los estímulos. Sólo así pueden recibirse en todo su impacto.

Sin interferencias ni tensiones, se abrirá de lleno la puerta para dar entrada a cuantas fantasías eróticas se deseen concretar, visualizándolas claramente. De este modo, casi de forma natural se tendrá la clave para que los sentidos impulsen el grado de deseo y erección. En ciertos hombres autoacariciarse sin ansiedad y sin tener como único propósito la penetración, es el camino más directo. Lo más importante de esta opción es que a la vez puede servir como una buena guía para orientar las caricias de ella a la hora de mantener la erección o acrecentarla con ayuda de sus manos o su boca.

GUIAR LA MAREA DEL GOZO

El hombre puede comenzar sosteniendo el pene fláccido entre las manos, notando su textura y su dureza, sintiendo cómo reacciona a una caricia leve y a un contacto más apretado o rudo. Así ella va desarrollando un claro conocimiento de lo que él necesita o le resulta más placentero para que su falo se mantenga duro. Si hace esto mientras su amante le mira con deseo y acompaña su placer con palabras, jadeos o gemidos que lo expresen, la excitación de ambos crecerá al mismo tiempo ante la clara promesa de placer compartido.

Aunque lo que se desee alcanzar sea la máxima erección, conviene iniciar la sesión amorosa con la mayor relajación posible.

La erección que los hombres tienen por la mañana al despertar suele ser más firme que la que alcanzan a otras horas del día.

Entonces llega el momento de invitar a la mujer a participar activamente, si es que no ha tomado ya la iniciativa, y pedirle que también ella vaya acariciando, lamiendo, mordiendo y ofreciendo su propia piel al estímulo del hombre.

A partir de este punto, los amantes ya no controlan sus cuerpos. Se entregan totalmente al placer de los sentidos. Él experimenta el punto máximo de erección para penetrar y continuar gozando ya dentro de la húmeda vagina, en una búsqueda apasionada del orgasmo de ambos.

LA ERECCIÓN MÁS PLACENTERA PARA ELLA

El máximo nivel de erección que precede a la penetración siempre es el más placentero para la mujer y muy pocos hombres lo saben. Aunque pueda parecer sorprendente, cuando él está tan al borde del orgasmo, apenas penetre en el cuerpo de su amante, alcanzará el orgasmo. Por este motivo, el tiempo que el pene permanezca en la vagina, antes de perder firmeza, será extremadamente corto.

Dado que las mujeres necesitan un tiempo más prolongado para alcanzar el orgasmo, esta situación puede hacer que se sientan frustradas. La sincronía perfecta de ambos amantes, creciendo en su deseo mutuo, es una sensación erótica única, pero aunque no se dé exactamente al mismo tiempo, lo que importa es que el ritmo sea cada vez más trepidante, que uno incite al otro, provoque, seduzca, hable, grite y demuestre sus ansias irresistibles de llegar a las cimas del placer.

Los estudios realizados con mujeres, arrojan como resultado que ellas se excitan más y mejor si el punto de erección de sus amantes no es el máximo, sino unos grados menor. La mujer goza más al sentir como el pene va alcanzando cada vez mayor firmeza mientras ella lo abriga entre sus manos, sus labios o su vagina.

<u>Cada hombre debe observar su propia sexualidad, tanto su deseo como el tipo de erecciones que alcanza, cómo se generan y, por supuesto, si tiene dificultades, a qué se deben. Si tarda en ponerse a tono por tensiones o estrés, lo mejor es que aprenda técnicas de relajación y concentración en el placer sexual, o que la amante le estimule para despertar su deseo y llevarlo a la erección.</u>

TRES FACTORES DECISIVOS

Entre los grandes temores que sienten los hombres y, acaso los que más afectan a su autoestima, están sus posibles fallos en la erección, el tiempo que les lleve eyacular y el placer que son capaces de ofrecer a la mujer.

La plenitud sexual es llegar a compartir cada fragmento de piel del otro con entera libertad.

Cuando se consigue aceptar que el goce de ambos no depende exclusivamente de la firmeza de un órgano o del mayor o menor tiempo que se prolongue la eyaculación, se gana en espontaneidad y en disfrute. La plenitud sexual es llegar a compartir cada fragmento de piel del otro con entera libertad.

La comunicación, en general y no sólo la verbal, juega un papel decisivo en el sexo. Generalmente los juegos que un amante propone son los que a él le gustaría sentir. Si tiende a besar el cuello de ella o a pasar la lengua por sus pezones es porque él mismo se excitaría con estas caricias.

Igualmente sucede con el lenguaje gestual. Cuando un punto de la piel disfruta con un estímulo, el cuerpo tenderá a acercarse a la mano que lo provoca para prolongar ese momento, demostrando así su creciente excitación. También guiar la mano del amante hacia una zona del cuerpo indica la urgencia del deseo que va en aumento.

Guiar la mano del amante hacia una zona del cuerpo indica la urgencia del deseo que va en aumento.

Si se tiene como única meta el orgasmo, la experiencia sexual se empobrece. Plantearse el sexo sin objetivos, sólo para gozar, es la mejor manera de disfrutar, lo demás irá llegando. Cualquier estímulo placentero que se incluya en el marco erótico abre un mundo infinito de nuevas e insospechadas sensaciones.

UN ALIADO ESPECIAL

Uno de los mejores aliados de la capacidad de control de la erección y la eyaculación es el músculo pubococcígeo, al que generalmente se denomina con las siglas PC. Este músculo está situado encima del perineo y si se sabe contraer y relajar a voluntad, ayuda a controlar la erección y la eyaculación. También mejora el riego sanguíneo y el tono muscular de los genitales y los órganos que lo rodean. Es muy fácil identificarlo. Cuando un hombre está orinando y desea suspender el flujo, suele utilizarlo, contrayéndolo.

Desde los sabios de la más remota antigüedad hasta los profesionales de las técnicas sexuales más avanzadas, recomiendan a los hombres contraer y relajar su músculo PC varias veces cada día para ejercitar y potenciar así su utilidad para resolver problemas y trastornos de la sexualidad masculina.

Un hombre desnudo frente a un espejo puede comprobar claramente que cuando contrae este músculo, su pene, aun estando fláccido o sin que sienta deseo, se levanta levemente. Si se practica bastante este ejercicio, puede mejorar y aumentar la capacidad de conseguir la erección, mantenerla y prolongarla, así como controlar la eyaculación hasta el momento deseado.

Es muy fácil identificar el músculo pubococcígeo (PC). Cuando un hombre está orinando y desea suspender el flujo, lo contrae.

En este último caso, la contracción del músculo actúa como una llave que cierra el flujo de sangre hacia el tejido esponjoso del pene. También retarda la eyaculación, para seguir dando placer mientras aquél se mantiene dentro de la vagina hasta que la mujer alcance el grado sumo de excitación que la lleve al clímax.

Pero además, ejercer el control de la eyaculación utilizando el músculo PC es la mejor manera de comprender que la erección no siempre tiene el mismo ritmo que el deseo durante el acto sexual completo, sino que la firmeza y la sensibilidad del órgano van variando durante el mismo.

Hay casos extremos de hombres que llevan largo tiempo autoestimulándose y se masturban con demasiada fuerza, por eso no responden al abrazo húmedo de la vagina cuya piel es muy diferente del tacto de la mano. Contraer el músculo pubococcígeo les permitirá recuperar la sensibilidad perdida a los latidos y caricias de la vulva.

__Un hombre que guíe su sexualidad de acuerdo al tradicional modelo machista,__

puede considerar que al alcanzar una erección de alto grado y un orgasmo placentero, no ha fallado en cumplir la meta sexual. Pero si es sexualmente maduro, sabrá que eso no es todo.

Otros juegos que ayudan a despertar nuevamente las sensaciones placenteras del coito son dejar el pene quieto, rotar lo o intentar entrar y salir más suave o más bruscamente de la vagina.

El secreto está en dejarse llevar por las sensaciones y no proponerse nada más que gozar de ese instante. Sólo así la erección adecuada y la eyaculación llegarán naturalmente, al no sentir ansiedad por alcanzarlas.

Es la mujer, con sus gemidos y su propia respuesta al placer, la que ofrece al hombre la verificación de su masculinidad completa. Es ella la que los ayuda a ser y sentir que son buenos amantes, porque el sexo es disfrutar y compartir, de una forma sibarita y refinada, que no tiene fin ni conoce fronteras.

Por lo demás hay hombres que tienen orgasmos sin emisión de semen y esto es tan enloquecedoramente placentero y eróticamente gratificante, como cuando eyaculan.

Excitación

Un cosquilleo enervante en la zona de la entrepierna, el corazón que se dispara, el pulso que se acelera, una ola de calor que recorre todo el cuerpo y unas ansias urgentes de tocar y ser tocado, avisa al hombre de que se está erotizando. A veces, también, unas gotas o cierto fluido húmedo en la punta del pene son el anuncio de su excitación.

Hay tantas formas de llegar a este punto como tipos de sensibilidad masculina existen. En el caso de algunos hombres, la pasión se despierta dando placer a la mujer, acariciándola y sintiendo cómo a medida que ella va gozando aumenta su deseo. La dureza de los pezones, la humedad de la vagina y el aliento entrecortado que acompaña a la respuesta erótica femenina, los lleva hasta el delirio.

Otros prefieren que sea ella la que palpe lo excitados que están ofreciéndoles cada parte de su cuerpo, la erección creciente, las tetillas erectas, la zona anal contraída, el sudor, el jadeo incontrolable y esas ansias de llegar a la cumbre del placer lamiendo, mordiendo y finalmente penetrando el cuerpo de ella para alcanzar el orgasmo y la eyaculación, que libera sus ansias.

En otros casos, aunque sientan todos los síntomas del deseo, pueden notar que la erección de su pene no les acompaña o no es igual que la medida de su intensa excitación. Es entonces cuando juega un papel importante despojarse de inhibiciones y buscar la manera de que el apetito sexual y la erección vayan a la par, ya sea recurriendo a fantasías visuales, a la autoestimulación manual, o pidiéndole a ella que busque los puntos más calientes de su cuerpo para excitarlo hasta que la dureza de su pene indique que todo él está preparado y a tono para disfrutar del coito.

EYACULACIÓN Y ORGASMO MASCULINO

El orgasmo masculino, que no siempre incluye la eyaculación aunque da placer igualmente, coincide con una contracción muscular intensa e incontrolable de brazos y piernas, un brusco cambio de ritmo en la respiración, una inevitable necesidad de gritar o emitir sonidos y en los espasmos que recorren todo el cuerpo, pero sobre todo la zona de los genitales.

Cada hombre tiene sensaciones propias e intransferibles durante el orgasmo.
Aprender a reconocerlas le ayudará a potenciar la calidad de su sexualidad.

Inmediatamente después del orgasmo, el hombre experimenta una especie de liberación gozosa, tanto física como psicológica, a la que le sigue una paulatina recuperación del reposo físico y la normalización del ritmo del pulso y la respiración. Pero cada hombre tiene sensaciones propias e intransferibles durante el orgasmo.

Aprender a reconocerlas le ayudará a potenciar la calidad de su sexualidad. Es muy útil saber lo que ocurre con el pene o el escroto cuando se eyacula o se dispara el orgasmo, pero también cómo reacciona todo el cuerpo: si cambia o se acelera el pulso o el corazón, si crece el ritmo de la respiración, si se le eriza la piel de todas o de una zona en particular, qué ocurre con su sensibilidad o si se siente especialmente vulnerable.

En el momento de la máxima excitación sexual, se eyacula. Es el instante de placer y satisfacción erótica mayúscula del goce de un hombre. La emisión seminal va acompañada de sensaciones placenteras que recorren en un estremecimiento todo el cuerpo y los movimientos musculares se tornan espasmódicos e incontrolados. Él siente entonces todo el poder sensual de su virilidad.

A veces después del orgasmo ellos están extremadamente sensibles y no toleran que les toquen el pene inmediatamente después de eyacular. Otras, desean que al salir de la vagina, la mujer les envuelva y abrigue el falo con las manos para prolongar la sensación que han tenido durante la penetración. También es posible que prefieran dejar que el miembro vaya reduciendo su tamaño dentro de la vagina.

En ocasiones, en el momento de eyacular se encierran en sí mismos y la intensidad del placer les impide articular sonidos. En cambio, cuando la manifestación de su clímax se exterioriza a través de gemidos o palabras incontroladas, la mujer goza al recibir el máximo grado de su pasión. Acaso este conocimiento esencial del otro sea la máxima prueba de confianza e intimidad que puedan compartir los amantes.

AUMENTAR LA SENSIBILIDAD DEL PENE

Dar a conocer las sensaciones íntimas y físicas para que ella las palpe, las provoque incluso, con sus manos y su boca y acompañe al hombre tanto en el camino de ascensión hasta el goce como a su vuelta al reposo, es uno de los puntos más excitantes de la sexualidad compartida, porque prolonga e intensifica el placer hasta lo indecible.

Aunque el orgasmo masculino es una sensación que recorre todo el cuerpo, sacudiéndolo y erizándolo, alcanza su punto de sensualidad mayor en el pene, puesto que allí se concentran todas las terminaciones sensibles del hombre.

Por muchas razones, entre las cuales pueden contarse un prolongado período sin mantener relaciones o una larga temporada en que sólo se ha experimentado placer a solas, la sensibilidad del pene puede disminuir. Un buen camino para recuperarla es autoestimularse masajeándose el pene con algún aceite o crema previamente entibiados y reproducir el clima placentero de humedad y temperatura de la vagina. Al frotar suavemente con movimientos lentos, mientras se evoca la imagen de unos pechos o un vientre cálido de mujer, nacerá el deseo de penetrar en la vagina.

Si no se quiere caer en un ritmo brusco y rudo de autoestímulo, puede utilizarse la mano menos diestra, o no cerrar el puño sobre el tronco del pene y, en cambio, alternar los toques en la parte posterior del glande, los testículos y el ano.

Otra forma de incitarse es colocar el falo en el interior de los muslos, entre los pechos o en la vagina de ella para tantear, acariciar, rotar y buscar en la mente el recuerdo de la caricia manual.

Poco a poco, no sólo se recuperarán las sensaciones perdidas, sino que también se aumentará paulatinamente la ca pacidad y la necesidad de disfrutar de la vagina a la que a su vez se dará aún más placer.

El ritmo y la frecuencia sexual, sea cual sea, es siempre natural, no hay reglas.

CÓMO REAVIVAR LA EXCITACIÓN

El tiempo que se tarda en renovar la necesidad de contacto sexual después de eyacular varía para cada hombre. El ritmo y la frecuencia sexual, sea cual sea, es siempre natural, no hay reglas. Cada persona debe respetar y acoplarse a los deseos e impulsos propios y los del amante.

Estimularse para dar respuesta al deseo de la pareja erótica puede ser delicioso pero forzar la naturaleza para complacer puede llegar a resultar contraproducente y es entonces cuando el pene no responde con una erección adecuada. Esta actitud conduce a la frustración y a confusos sentimientos que alejan y avergüenzan a los amantes.

Las caricias suaves y circulares hechas con la palma de la mano en el glande, contribuyen a que el hombre esté completamente preparado para reiniciar el coito.

En muchos casos, pasado un lapso de tiempo desde la última relación, la pareja desea volver a renovar la actividad sexual y una de las formas más placenteras es que la mujer acaricie los testículos con una mano mientras con la otra haga caricias ascendentes y descendentes en el pene de su amante. A continuación y para que crezca la excitación de él, si ella roza con caricias suaves y circulares hechas con la palma de la mano en el glande, logrará que el hombre esté completamente preparado para el siguiente coito. Si, en cambio, no desean volver a tener relación sexual pero ella no ha quedado completamente satisfecha, él puede hacer que alcance el clímax masturbándola.

POLUCIONES NOCTURNAS

Se calcula que todos los hombres tienen aproximadamente cinco erecciones durante el sueño.

Durante la adolescencia es común que los varones eyaculen mientras duermen. Las hormonas están revolucionadas y despiertas y la piel ansía el contacto y las caricias de unas manos suaves que exciten los sentidos. Los sueños están poblados de fantasías en las que los pechos, la vagina y las nalgas de mujer son los protagonistas, todo lo cual esa edad en que la práctica del sexo es escasa o inexistente—, en un alivio nocturno.

Este fenómeno natural también ocurre a otras edades y no debe ser motivo de alarma alguna. Se calcula que todos los hombres tienen aproximadamente cinco erecciones durante el sueño.

Si hace tiempo que no se mantienen relaciones sexuales o se trata de hombres que no se masturban con frecuencia, es fácil que su inconsciente se ocupe de satisfacer su deseo de sexo. Por eso también los adultos sueñan con cuerpos de mujer sugerentes, turgentes y cálidos, y la fantasía culmina en un orgasmo con eyaculación mientras duermen. Esto es lo que se conoce como polución nocturna.

Es frecuente que los hombres con escasa líbido o ausencia de deseo sexual, también tengan tendencia a carecer de fantasías. En estos casos, para recuperar la actividad sexual, da muy buenos resultados estimular la fantasía. Si al principio se tiene dificultad para hacerlo, puede comenzarse por reproducir mentalmente situaciones eróticas ya vividas.

Claves para hacer gozar a un hombre

Las relaciones sexuales se construyen y enriquecen día tras día. Incluso aquellas mujeres que saben llevar a sus amantes hasta el punto en que enloquecen de deseo, saben que nunca está dicha la última palabra porque no hay caricia o técnica definitiva y lo que un día excita y lleva al goce más sublime, en cualquier momento puede convertirse en rutina y aburrimiento. Precisamente porque requiere variación, la sensualidad se nutre de imaginación, fantasía y creatividad en todos sus aspectos y momentos.

Para el sexo no hay recetas, consejos ni experiencias transferibles. En la intimidad del lecho de los amantes, lo único válido es lo que se va creando entre dos.

A los hombres, incluso a aquellos que siempre toman la iniciativa, les excita que la mujer tenga un papel activo, tanto en la seducción y el coqueteo, como en las caricias y los juegos preliminares y, por supuesto, durante el coito. Pero para cada hombre ese papel activo asume formas diferentes según sus preferencias, y es ella quien en la intimidad y el intercambio erótico debe aprender a descubrir lo que él quiere. Generalmente no tienen pudor para comunicar sus deseos sexuales, de modo que poco a poco las mujeres van conociendo su erotismo y aprenden a darles aquello que más desean. Pero además de usar la comunicación verbal para conocer y complacer las peticiones del amante, un arma infalible para mantenerlo siempre excitado es ir experimentando y aprender a seducirlo con nuevos juegos y caricias.

El cuerpo masculino es un territorio en el que la mujer puede hallar tesoros sensuales que ni él mismo conoce. Las zonas habitualmente consideradas y reconocidas como erógenas porque son las que más rápidamente responden a los estímulos, no siempre son los únicos puntos que proporcionan placer. Un trocito de piel debidamente sensibilizada en cualquier parte del cuerpo puede crear un terremoto sensual, provocado por un volcán cuyo poder no se había manifestado antes. El hombre ansía alcanzar la penetración y el orgasmo, pero antes de eso se le puede hacer vivir una experiencia apasionante e inédita.

Dejarse llevar por la libertad y abrirse a los sentidos es clave. Probar, intentar, atravesar los límites sensoriales, con las manos, la boca, los pechos, la vulva, los muslos o con la juguetes eróticos y no dar respiro hasta ver al hombre estremecido y tenso, vibrando de ansiedad porque ella ha alcanzado uno o todos los puntos de su más alto potencial.

Para el sexo no hay recetas, consejos ni experiencias transferibles. En la intimidad del lecho de los amantes, lo único válido es lo que se va creando entre dos. El mejor indicio que tiene la mujer para saber si él está disfrutando es su propio placer, el que está experimentando gracias a él. También hay una voz interior que se eleva gozosa cuando la mujer palpa una erección potente y unos testículos tensos y dispuestos a derramarse en una abundante eyaculación.

<u>Entre las muchas maneras de excitar al hombre, una de las más eróticas es simular desinterés o eludirlo con coquetería; no mostrarse anhelante ni demasiado dispuesta. Si ante esta actitud él se retrae, bastará con insinuarle sutilmente que es un juego más. Ellos también caen rendidos ante una mujer semicubierta por una lencería transparente, de tacto suave como la seda, que muestre más que oculte y cuyo color nos sorprenda.</u>

Si ella ha sabido cómo excitarlo notará que las manos de su compañero van en busca de la carne palpitante y abierta para recibirlo. La voz de él se volverá bronca por su intenso deseo y cuando reciba su boca hambrienta que lame, besa y se vuelca entera, entregada totalmente al imperativo de los sentidos, perderá la conciencia y sólo responderá al dictado del pene que la penetra apasionadamente.

Aprender a tocar y tocarse

Una de las cosas más sensuales y que más satisfacciones da a los amantes es aprender a tocar y a acariciar. Aunque parezca que es algo muy sencillo y cotidiano, la caricia sexual tiene una carga sensorial propia y es la puerta por la que se inicia el contacto decisivo entre piel y piel. Los roces tienen que encender a quien los hace y a quien los recibe, y deben sentirse en todo el cuerpo del que toca y en la respuesta de la piel del otro.

Los roces tienen que encender a quien los hace y a quien los recibe, y deben

sentirse en todo el cuerpo del que toca y en la respuesta de la piel del otro.

Rozar el pecho o las nalgas de ella puede provocar en él reacciones como notar el pene hinchado y estremecido. Tocar intensifica pues las propias sensaciones y a su vez ayuda a dar mayor placer. Acariciar unos pezones lenta e con las yemas de los dedos o con rudeza si la amante así lo desea, usando la palma o el dorso de la mano; recorrer con la lengua o la punta de la nariz el suave interior de unos muslos femeninos; tantear con el pene las nalgas o la boca de la mujer es penetrar en un mundo sensorial delicioso, que lleva al hombre hasta el frenesí.

Las caricias no tienen que estar necesariamente dirigidas a los puntos erógenos que se conocen o se quieren descubrir en el amante con el fin de provocar la excitación lo más pronto posible. Los toques no siempre son sesiones de masaje enérgicos o relajantes. Hay un mundo de caricias, para despertar los sentidos en el cuerpo que se toca, para conocerlo y que éste se conozca, o con el fin de descubrir toda su potencia sexual.

Si se deja llevar por las propias percepciones y acaricia sin miedo y con total atención, insistiendo en el punto que nota endurecido y anhelante, sentirá un goce indecible, sobre todo si percibe cómo crece la excitación de la mujer.

Esta práctica es maravillosa especialmente si los amantes se alternan en ella. Pueden acabar compartiendo una sexualidad rica en matices y sensaciones desconocidas de pasión incomparable. Si antes se han practicado las autocaricias, se tendrá una primera idea del anhelo de placer que inunda el cuerpo cuando es tocado. Así se sabrá de antemano cómo reclamar su atención plena, enervarlo, relajarlo o llevarlo al punto en que la caricia pueda alcanzar el umbral de la excitación sexual.

Pero el objetivo inicial y despreocupado de acariciar o ser acariciado es, pura y exclusivamente, el de despertar la piel y la sensualidad para que los cuerpos se conozcan y entren en contacto.

Es sumamente agradable «vestir» el toque y hacer más suntuosas las caricias, untándose sustancias suaves y lubricantes como aceites perfumados o cremas. Así se acaricia también el sentido del olfato, lo que suma placer al placer.

DISFRUTAR DE LAS CARICIAS

La mano o cualquier otra parte del cuerpo que se utilice para tocar tiene que deslizarse suave y lentamente por la zona de piel elegida. Hay que entregarse a la experiencia como si se fuera de viaje por el mundo de los sentidos: mirar, saborear y oler el cuerpo del otro además de tocarlo.

El papel del que acaricia y del acariciado es,

indudablemente, muy diferente. Pero también lo es la sensación que se alcanza, si se asume el rol que está excitando— o el pasivo, que se entrega totalmente al estímulo.

Masturbación

Los estilos de autoestimulación son diversos y cada hombre sabe cómo conseguir el máximo grado de excitación para llegar al orgasmo. La masturbación, además de ser un placer en sí misma, es una forma de liberar energías después de un largo período sin relaciones sexuales y una eficaz terapia para aliviar las tensiones cotidianas.

El goce de la masturbación puede aumentar tratando de acercarse lo más posible al juego sexual compartido.

Masturbarse después de untar la mano o el pene con aceite o crema, simular una vagina con ambas manos o envolver el falo en algún tejido de látex humedecido previamente donde entre en contacto con la piel, puede ser una experiencia sensorial vibrante.

El goce de la masturbación puede multiplicarse tratando de acercarse lo más posible al juego sexual compartido.

Hay hombres que disfrutan mucho tocando con sólo dos dedos la cabeza del glande, y con el resto de la mano el tronco del pene.

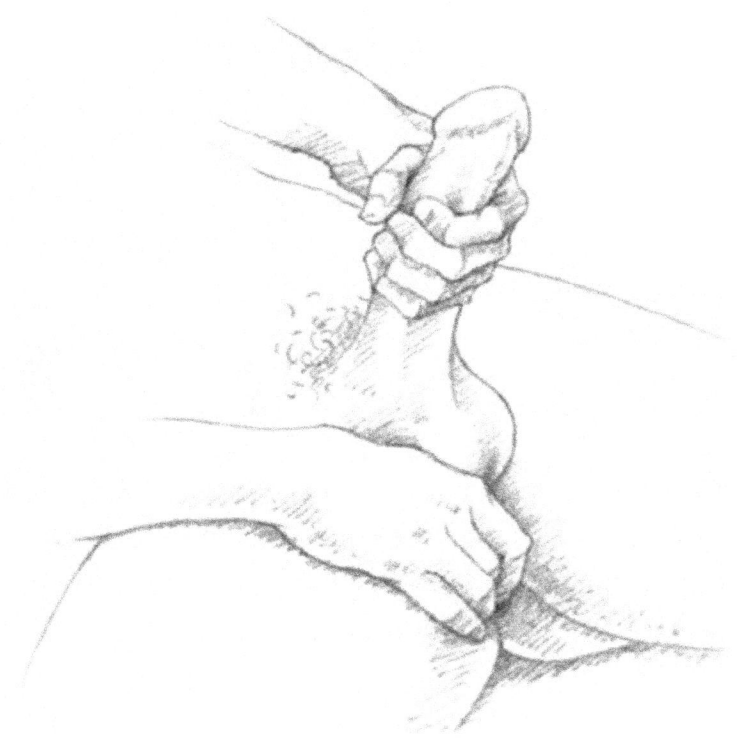

Si él fantasea con un cuerpo de mujer o reproduce en su mente escenas eróticas ya vividas, pone música y emite sonidos de placer, enriquecerá aún más la autoestimulación. Hay hombres que disfrutan mucho tocando con sólo dos dedos la cabeza del glande y con el resto de la mano el tronco del pene, mientras la otra se desliza suavemente por el escroto como si lo acariciara una mujer.

Otros utilizan la segunda mano para tocarse las tetillas u otra zona erógena del cuerpo. Si adoptan la posición de cuclillas, sosteniendo el pene con la mano más diestra e introduciendo un dedo de la otra en el ano moviéndolo sensualmente, lograrán un ardiente placer.

A veces, para evitar la brusquedad que puede lastimar el sensible tejido del miembro erecto, es mejor acariciarse con la mano menos experta y así conseguir hacerlo más lentamente, para que crezca la ansiedad por alcanzar el clímax y, cuando éste llegue, la satisfacción estallará imparable.

ESTIMULARSE A DÚO

Entre amantes, la masturbación puede darse de dos maneras que son igualmente decisivas para la sexualidad compartida y para multiplicar el goce.

Una de ellas es masturbarse como juego de excitación y la otra es hacerle conocer el placer que se obtiene a solas. Estos son los últimos tabúes que se suelen eliminar. Si se consigue, se estará marcando un punto de no retorno en el camino de la intimidad y el éxtasis sexual que es posible alcanzar juntos.

Si ella se despoja de falsos pudores, dará rienda suelta a su tendencia natural para manipular sabiamente al hombre y enloquecerlo de pasión. De ese modo, sabrá cómo acercarse a las zonas erógenas de él para tocarlas e imitar con las manos la caricia de su vulva.

La mujer experta sabe cómo hacer un anillo en torno al tronco del pene con sus dedos y jugar a retirar y cubrir el glande con el prepucio. Estos gestos, a medida que se reiteran, hacen crecer la excitación de él hasta que el falo se humedece sin llegar a la eyaculación y esta es una sensación límite indescriptiblemente placentera.

Si se unta el pene, el vello púbico y los testículos con aceite lubricante y luego se los masajea con suavidad sin llegar a practicar el movimiento rítmico de la masturbación, se alcanza una potente erección. Luego, al continuar con la caricia, renovando una y otra vez la lubricación, la sesión de sexo placentero será larguísima antes de aumentar el ritmo y llegar hasta el ansiado orgasmo.

Cuando entra en contacto con el escroto, ella suele

sentir un erotismo especial que la lleva a recorrerlo con secreto deleite. Las más diestras siguen con un solo dedo la línea del perineo y se acercan a las mismas puertas del ano, como intentando entrar pero sin llegar a hacerlo, lo que despierta el morbo del hombre. Por los latidos del pene ella sentirá cómo crece la erección y la excitación y, guiada por su propio deseo, podrá ir variando el ritmo con sabiduría.

Algunas inician la masturbación del amante untando un dedo con saliva para humedecer el pene y entonces es cuando comienzan a acariciarlo, lo que los excita a ambos. Otras, mientras lo masturban le besan las tetillas o dirigen las manos de él a aquella parte de su cuerpo que más lo atrae.

Dos variantes de masturbación no manual que tienen mucho morbo son aprisionar el pene entre los muslos de la mujer y friccionar rítmicamente. Lo mismo sucede si se hace entre los senos. Ambos tipos de estimulación dejan libres las manos de los amantes para acariciarse mutuamente las zonas erógenas y dar libertad a otras fantasías.

Por último, intensifican el movimiento de sus

manos sobre la piel del falo subiendo y bajando desde el frenillo hasta la base y acariciando también los testículos hasta que el hombre estalla en un orgasmo.

Asimismo, la masturbación es un buen aliado para excitar durante el coito, tanto en los juegos preliminares como durante la penetración. Transmitir las sensaciones de placer a través de las caricias en los genitales del amante, aumenta el deseo.

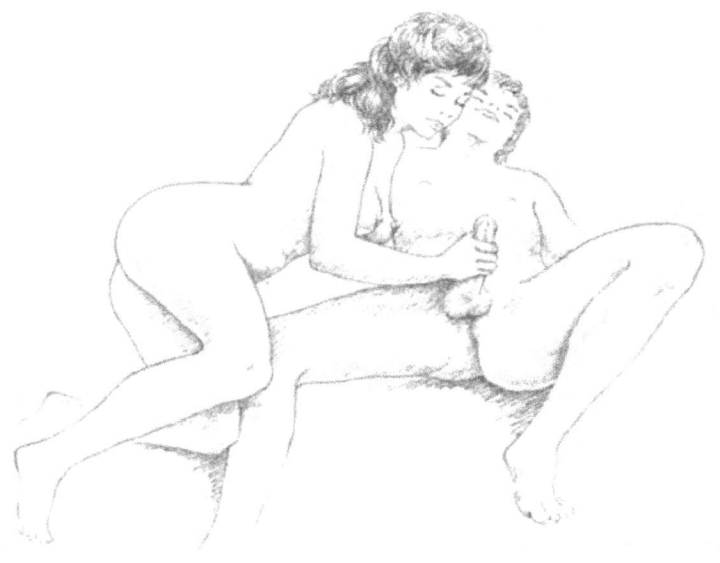

SIMULAR UNA VAGINA

Él o ella pueden colocar la mano abierta sobre la cabeza del pene y con la otra bien untada de crema abrazarlo abriendo y cerrando los dedos sobre el tronco del mismo, simulando los latidos y contracciones vaginales.

En solitario o en presencia de la mujer, el hombre que lo desee puede despertar sensaciones similares a la penetración, recreando una vagina. Es un juego divertido para el que sólo hace falta imaginación y si se realiza a dos, dispara el deseo de los amantes.

Algunas ideas sugerentes, aparte de las que queden libradas a la propia fantasía, pueden ser las que se detallan a continuación.

Él o ella colocan la mano abierta sobre la cabeza del pene y con la otra bien untada de crema, lo abrazan abriendo y cerrando los dedos sobre el tronco del mismo, simulando los latidos y contracciones vaginales.

Un preservativo o la cáscara cóncava de un fruto como el aguacate entibiado en agua caliente y relleno de una emulsión o gel acuoso, suelen ser también excelentes simuladores vaginales. Cuando el pene se halle en el interior de los mismos, deben realizarse movimientos rítmicos y sensuales, como si se estuviera penetrando a una mujer, rotando las caderas y empujando hacia adelante y atrás con las piernas.

Si el hombre está a solas,

puede masturbarse con el simulador vaginal sobre la cama, tanto de espaldas como boca arriba y si está en compañía, es ideal que lo haga mientras la mujer le acaricia el escroto y los testículos y juguetea en torno al anillo del ano o le pellizca las sensibles tetillas, besa su cuello y sus orejas o cualquier otro estímulo que él prefiera.

Sexo oral

En la boca de la mujer, el pene en reposo despierta, una media erección crece hasta hacerse palpitante, para estallar luego en un orgasmo imparable y una gozosa eyaculación. Esta es una de las prácticas sexuales más deseadas, ya que tanto hombres como mujeres disfrutan intensamente con ella.

Para él no todas las felaciones son iguales. El pene succionado por una mujer, sujetado por sus labios, lamido por una lengua cálida que no cesa de acariciarlo y hacerlo circular por toda la boca, rozándolo con los dientes sin herirlo y llevándolo hasta el fondo de la garganta, da al hombre un placer tan extremo que, en muchos casos, es aún más pleno que la penetración.

A veces, el hombre lo pide verbalmente y otras, lo sugiere llevando su miembro erecto hasta los labios de la mujer, en un ruego erótico implícito y ardiente.

LA MEJOR MANERA DE DISFRUTARLO

Hay muchas formas de hacer una *fellatio*. Cada mujer puede hacer de ella una de sus armas especiales para encender la pasión del hombre.

Hay quien prefiere tomar el pene palpitante entre las manos desde la base o sujetar la parte inferior del tronco y luego lamer suavemente el glande hasta encerrarlo entre los labios. A partir de ese momento, comienza a rozar con la lengua pausadamente todo el miembro de abajo hacia arriba, controlando la erección para imprimir un ritmo cada vez más trepidante y fogoso hasta que su amante eyacule.

Algunos hombres comienzan a disfrutar desde que ella acerca la cabeza a su pelvis, ya que ese es el punto de partida de unos instantes de delicioso tormento, y saben que pronto serán lamidos y besados hasta la delectación.

Tragar el semen es algo que deleita a algunas mujeres, así como otras prefieren tomar el pene entre sus manos cuando el hombre comienza su orgasmo y mojar con el esperma sus pechos y su vientre.

Otra manera de practicar la felación es situarse entre las piernas abiertas del hombre acostado boca arriba, levantando suavemente sus nalgas con un cojín, para elevar la zona del escroto y el perineo a la altura de la boca femenina. Luego se recorren los testículos, el escroto y el perineo con la lengua algo rígida como si se trazara un recorrido ascendente, mientras con la mano se sujeta el pene con firmeza, aunque sin moverla.

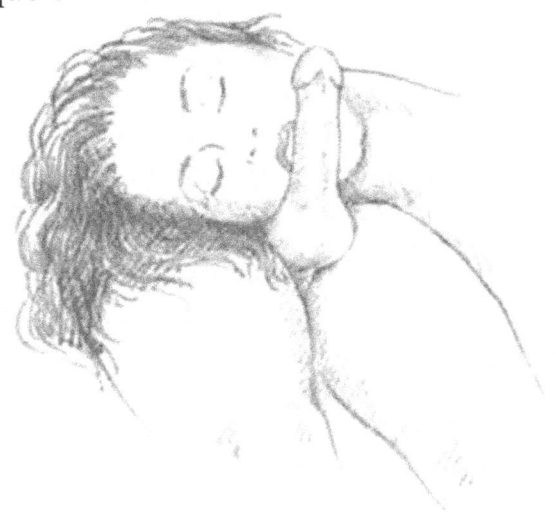

Después, se toman los testículos con una mano y se introduce el miembro en la boca para succionarlo entero con fruición. Al llegar al glande, los movimientos se hacen giratorios, regodeándose con especial lentitud con la lengua en la parte posterior del frenillo, ya que esto eleva su pasión.

También resulta muy excitante que ella comience a lamer la piel del hombre desde el ombligo, introduciendo en él su lengua húmeda y continúe hacia abajo hasta llegar al pubis. Una vez allí, dirige su boca a las ingles para recorrerlas con la lengua hasta alcanzar el escroto. Luego lo acaricia suavemente con la palma abierta y alternadamente la cierra sobre los testículos. Con la otra mano toma la base del falo y se lo lleva a la boca, besándolo de abajo hacia arriba hasta que los labios lleguen al glande, realizando sobre éste un movimiento envolvente con los labios.

Muchos hombres prefieren que la felación se realice al principio del encuentro sexual, porque la primera eyaculación es la más abundante. Tragar el semen es algo que deleita a algunas mujeres, así como otras prefieren tomar el pene entre sus manos cuando el hombre comienza su orgasmo y mojar con el esperma, sus pechos y su vientre.

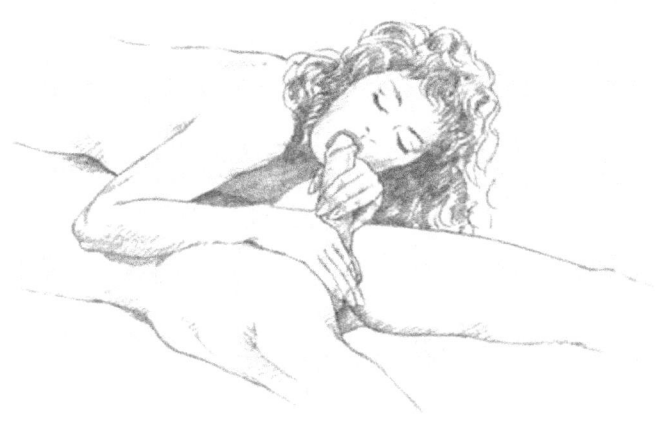

También puede tenerse a mano un pañuelo de papel o una pequeña toalla, para limpiarse y limpiar al hombre si se deja que el semen se deslice fuera de la boca y del cuerpo femenino.

Besar al hombre en la boca después de haber lamido su sexo es una de las formas más eróticas de la sexualidad y de compartir los amantes todo el sabor y el perfume de la esencia viril.

Pasar lentamente la lengua por la delicada piel del glande estimula el deseo de los hombres y es también muy placentero para la mujer. Cuando su lengua llega al canal de la uretra, si la pone algo más rígida y en punta como si fuera a introducirla, estimulará al amante, que responderá estremecido y llegado el preciso momento tendrá un orgasmo.

DIVERSAS POSTURAS

La variedad de posturas depende de la imaginación y la creatividad, pero las que se sugieren a continuación para disfrutar del sexo oral son muy estimulantes.

Por ejemplo, cuando él aún está a medio desvestir, ella se puede poner de cuclillas y sujetándolo por la cintura, tomar el pene entre sus labios para lamerlo.

En la misma postura anterior, la mujer puede succionar el miembro tomándolo por la base con una mano, mientras va paseando la otra por los testículos, el escroto, el perineo y tanteando con sus dedos el ano.

La mujer puede succionar el miembro tomándolo por la base con una mano, mientras va paseando la otra por los testículos, el escroto, el perineo y tanteando con sus dedos el ano.

Otra posibilidad es que él se siente con las nalgas al borde de una silla o de la cama y ella se arrodille en el suelo mientras lame el pene al mismo tiempo que, con las dos manos, estimula el escroto y los testículos.

También se puede echar el hombre mientras la mujer se arrodilla entre sus piernas bien separadas e introduce el pene en la caverna húmeda de su boca, como si fuera una funda cálida y excitante. Entonces le mirará y dirá palabras de alto contenido erótico, entre las que la mujer vaya describiendo lo que va a hacer para encender su pasión. Después apoyará los codos en la cama y deslizará sus manos bajo las nalgas del hombre. De este modo, elevará el cuerpo masculino, para acercar y alejar el pene a su boca sensualmente. Mientras lo succiona, puede quitar una mano de las nalgas para acariciar los testículos, o moverla por debajo para estimular el ano con uno de sus dedos. Estas zonas altamente erógenas pueden ser también lamidas volviendo cada tanto al pene, que esperará anhelante esa caricia.

La posición en que la mujer se sitúa a la inversa del hombre acostado boca arriba, es de alto contenido erótico. Ella se acuesta al lado de él, con los pies dirigidos hacia su cabeza. Con una mano rodea el cuerpo masculino y con la otra toma el falo y lo encierra en su boca. En esta posición el hombre alcanza a tocar con sus manos el cuerpo de ella, sus muslos y su sexo. Con los brazos alcanzará a acariciar o pellizcar los erectos pezones de la mujer. Con estos estímulos, la temperatura sexual de ella crecerá y su ritmo al besar el sexo del hombre será cada vez más vertiginoso.

La postura llamada «69», despierta el deseo del hombre, a veces con solo nombrarla. Él se excita viendo como su pene está en la boca de ella y su lengua lame el clítoris que marca el punto álgido de la vagina húmeda. Una ceremonia a dos en que se lame, se besa y por fin se beben los fluidos del sexo, hasta alcanzar juntos el anhelado orgasmo.

Al hombre también le puede resultar excitante que

la mujer se monte sobre su pecho y le dé la espalda, porque su cuerpo estirado para lamer el pene y acariciar los testículos o el escroto, dejará al descubierto sus nalgas abiertas permitiendo que él acaricie el ano.

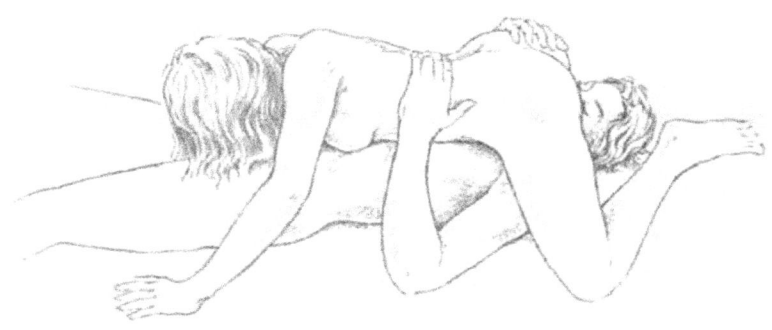

También es muy placentero practicar el sexo oral estando un amante encima del otro (sobre todo con la mujer encima de su compañero, ya que suele tener menos peso).

Esta postura es especialmente gratificante porque mientras ella está lamiendo el pene, sus pechos erectos por el deseo lo acarician, intensificándose el gozo de ambos si la mujer mueve el cuerpo en movimientos serpenteantes y rotatorios.

Además, a ella le quedan las manos libres para poder acariciar el escroto y otras zonas erógenas del cuerpo masculino.

Por su parte, desde abajo él tiene la posibilidad de acariciarla entera, incluidas las zonas que más excitan a la mujer como el clítoris, los pezones y el ano. Practicar el

«69» de esta manera permitirá a ambos alcanzar el máximo grado de excitación guiándose mutuamente hasta el orgasmo o los orgasmos simultáneos.

Otras formas de placer

Ellos ansían ver a la mujer despojándose lentamente de sus ropas mientras imaginan sus pechos y sus insinuantes nalgas. Sueñan también con el anticipo de lo que ella va a hacer, sus labios jugueteando, demorándose en su cuello y orejas y su cuerpo recorrido entero por las caricias femeninas.

Jugar es provocar al cachorro sexual que todo hombre lleva dentro, para que emerja su deseo y despliegue la totalidad de su potencia.

Todos los sentidos son importantes, pero la vista es primordial para el hombre, como por ejemplo cuando es espectador de un sugestivo *strip-tease*.

El tacto de las manos o la boca de la mujer aumenta su deseo si ella sabe estimularlo con picardía, no exenta de cierta malicia.

Susurrarle al oído lo que desea hacer con su pene, comunicarle el placer que va sintiendo con el juego, gemir o gritar admirativamente ante su erección potente, también lo enciende.

Jugar es provocar al cachorro sexual que todo hombre lleva dentro, para que emerja su deseo y despliegue la totalidad de su potencia. Es una especie de danza, en la que la mujer se da y se oculta, entrega pero escabulle, creando una ambigüedad que al hombre lo llena de una pasión creciente. El juego lo va excitando hasta que sólo puede calmarse penetrando a la mujer.

JUGANDO CON FRÍO Y CALOR

Las zonas más sensibles ante el frío y el calor alternados son el cuello, las orejas, la espalda, el ombligo y las tetillas. El factor sorpresa juega un papel muy importante. Sin que él lo advierta ella puede colocar un cubito de hielo entre sus labios e ir deslizándolo con destreza para observar su reacción. Luego volver sobre los mismos puntos, apoyando en cada uno de ellos su vulva o sus manos calientes o acariciarlo con una tela de suave textura o una pluma.

Las zonas más sensibles ante el frío y el calor alternados son el cuello, las orejas, la espalda, el ombligo y las tetillas.

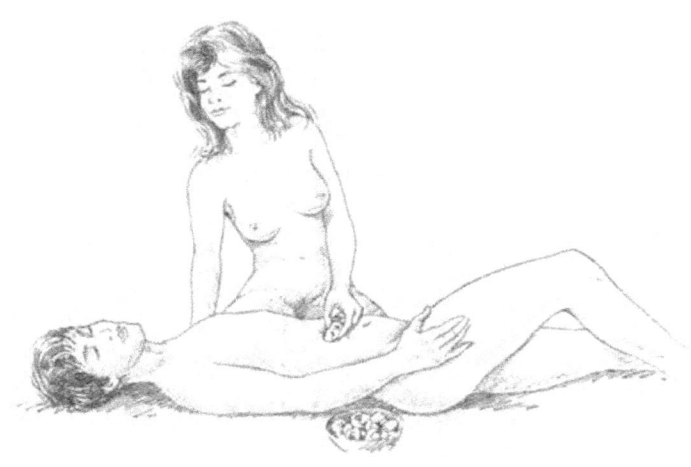

Por supuesto que si al probar este tipo de estímulo se advierte una reacción adversa, no hay que insistir, ya que no todos los hombres disfrutan con las mismas sensaciones.

PRESIÓN EN EL PERINEO

Una zona de alto voltaje erótico es el perineo. Esa delicada porción de piel que está entre los testículos y el ano, es para él un vivero de placer.

La mujer que lo besa, lo acaricia o lo pellizca suavemente no sólo aumenta el deseo del hombre, sino que es capaz de prolongar su excitación y hasta posponer su eyaculación. Para ello debe presionarlo con cierta intensidad evitando, por supuesto, que le duela. El placer se prolonga así en oleadas que lo acercan y lo alejan del orgasmo en un sinfín de sensaciones.

Ésta es también una de las mejores técnicas para mantener durante más tiempo la erección, dando a la mujer la posibilidad de tener orgasmos múltiples.

ESTIMULACIÓN ANAL

Para acercarse a una zona tan erógena como el ano, hay que tener un especial cuidado, porque muchos hombres tienen ciertos prejuicios. Sin embargo, una vez que descubren las posibilidades sensoriales de este punto desean el contacto una y otra vez.

El ano tiene innumerables terminaciones nerviosas y sensibles, que la mujer debe estimular sabiamente, lubricando sus alrededores, desde los testículos, con uno de sus dedos untado en una sustancia cremosa y tibia o con saliva, describiendo círculos concéntricos en torno al mismo.

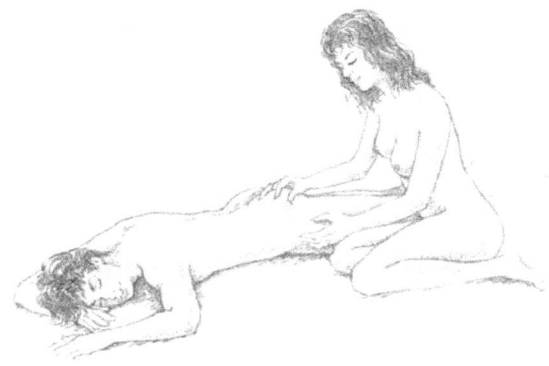

Cuando lo note excitado, porque el ano se contrae puede continuar acariciando primero exteriormente para luego iniciar una suave penetración con un dedo o con un juguete erótico y vibrátil. Al mismo tiempo, si él está en la cama de lado y ella detrás, con la mano libre acariciar los testículos o, pasando su brazo por encima del cuerpo de él, acariciarle el pene.

MASAJE EN LA PRÓSTATA

A través del ano y tanteando la pared frontal interior puede palparse la próstata, que se reconoce por su tacto rugoso que la diferencia de los tejidos que la rodean.

Tanto como juego preliminar que prolonga la estimulación anal como durante el coito, acceder a esa zona íntima del hombre aumenta la excitación de tal modo, que algunos no pueden evitar eyacular inmediatamente cuando la mujer la frota.

Ella aprende a controlar este insoslayable deseo de orgasmo rozando con destreza el punto álgido, tanteando y alejándose una y otra vez, para que el deseo del hombre crezca hasta que ambos estén preparados para gozar al unísono.

BESAR, LAMER, MORDER, ARAÑAR

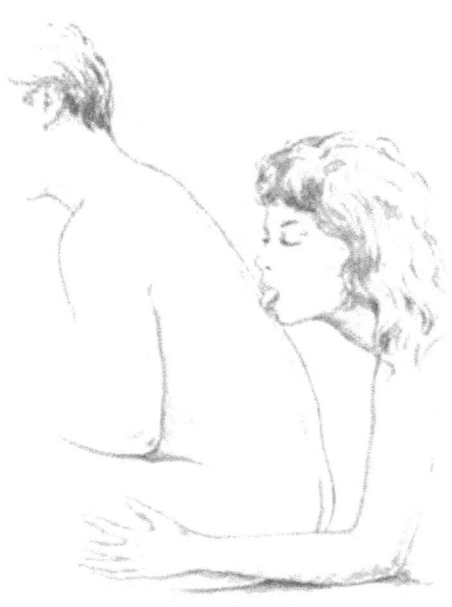

El beso es uno de los contactos más excitantes de una relación sexual. La boca tiene la virtud de derramar su sensibilidad erótica por todo el cuerpo. Algunos hombres, al ser besados profundamente, sienten que se humedece la punta de su pene y hasta tienen una emisión pre-eyaculatoria.

Algunos hombres, al ser besados profundamente, sienten que se humedece la punta de su pene y hasta tienen una emisión pre-eyaculatoria.

Para hacerlo eróticamente hay que iniciar un lento camino de afuera hacia adentro. Primero, rozando los labios de él, luego lamiéndolos y mordisqueándolos. Al introducir la lengua no debe forzarse al otro a abrir la boca, sino penetrar suavemente, recorrerla toda tocando con la punta el paladar y lamiendo las encías y los dientes. Es sumamente excitante variar los movimientos: dejar la lengua relajada, ponerla rígida, tocar con la punta o uno de sus lados, chupar la lengua del amante y hacerlo como si se estuviera disfrutando de un delicioso caramelo.

El rastro húmedo de la saliva crea una sensación sensual en las orejas, tetillas, ombligo y genitales. Una buena guía para excitar las tetillas del hombre es que ella haga lo mismo que le da placer en los pezones y cuando besa el pene y los testículos recordar como le gusta ser lamida y besada en su clítoris y vagina.

A los hombres más sensuales les atrae que los arañen con mayor o menor intensidad porque, frecuentemente durante el coito, la mujer llega al orgasmo con un involuntario rozar de las uñas o arañando, dejándose ir plenamente durante el placer de su orgasmo.

LOS GOLPES DEL AMOR

Muchas veces el deseo se incrementa al tocar de una forma algo brusca, cogiendo al otro con fuerza y moviendo su cuerpo con la ansiosa fiereza de la sensualidad.

Palpar golpeando con el dorso de la mano, o ahuecarla para tamborilear con los dedos sobre ciertas partes del cuerpo, estimula a muchos hombres porque sienten la fuerza del deseo de la amante.

Muchas veces el deseo se incrementa al tocar de una forma algo brusca, cogiendo al otro con fuerza.

Algunas mujeres los excitan tocando con las palmas de las manos de forma recia su estómago o sus genitales o dándoles leves golpecitos con sus puños en la espalda y las nalgas.

ACARICIAR CON EL CABELLO

El pelo femenino actúa como un afrodisíaco para el hombre. Uno de los mayores puntos de excitación para él es el vello púbico que oculta su objeto de deseo. Muchos prefieren también que la mujer no depile sus axilas porque visualizan en el cuerpo de la amante el dibujo de un triángulo de erotismo trazado entre éstas y el monte de Venus.

Que los amantes se acaricien mutuamente el cabello forma parte del juego erótico. A él le gusta también que la mujer descubra su cuello y sus orejas para que pueda besarlos y lamerlos.

La cabellera larga o semilarga de una mujer es una de sus armas sensuales, puesto que usada sabiamente puede enardecerlo de deseo acariciándolo entero con el movimiento de sus cabellos, sin dejar que él entre en contacto con su cuerpo ni tocarlo ella con ninguna otra zona del suyo.

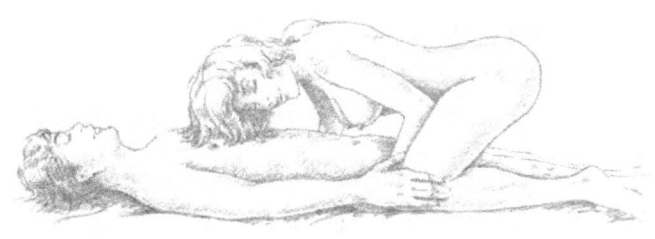

Masajes eróticos

El tacto es uno de los sentidos que más placer proporciona a los hombres. Muchos de ellos, al ser masajeados sensualmente por primera vez, descubren puntos erógenos que jamás hubieran relacionado con el deseo sexual.

Es importante que el hombre que recibe el masaje se encuentre cómodo, relajado y bien dispuesto a recibirlo.

Entre los objetivos del masaje erótico está el aumentar la sensibilidad de la pareja, relajarse y eliminar tensiones acumuladas durante el día, como asimismo crear un clima de confianza y complicidad.

Existen muy diversas maneras de dar masajes estimulantes, pero todas comparten características tales como: movimientos lentos, presión equilibrada y, sobre todo, una tensión que los diferencie de las caricias o de los masajes terapéuticos. También es importante que el hombre que recibe el masaje se encuentre cómodo, relajado y bien dispuesto para disfrutar.

El clima tiene que transmitir serenidad, la luz debe ser tenue y el ambiente estar ligeramente aromatizado con una esencia que a él le guste. En este entorno las manos se deslizan haciendo presión suavemente con las yemas de los dedos y siguiendo unos pasos previamente determinados.

Las zonas más sensibles de él durante el masaje son los hombros y la nuca, porque en estas áreas se concentran las tensiones. También son muy importantes la espalda, ya que sobre la misma se carga el estrés, y el pecho y las tetillas, que preparan el camino hacia el placer. Cuando las tetillas se ponen tensas y erectas es señal de que comienza a excitarse.

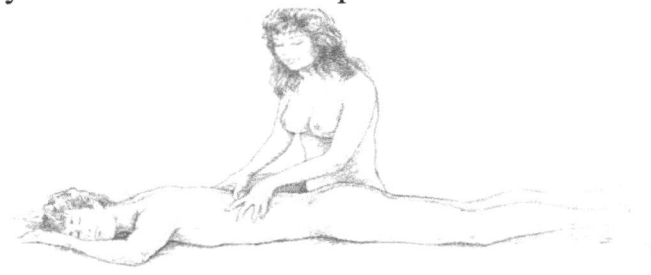

Se continúa por los lados del cuerpo hasta llegar a la cintura y luego se hace el recorrido inverso en forma ascendente, por la espalda. El punto siguiente a masajear son los glúteos y, si se deslizan los dedos suavemente hacia el comienzo del canal entre las nalgas, se produce una sensación agradable y electrizante.

A él lo excitan los estímulos alternados, los roces con las palmas de las manos, el dorso de las mismas, los pulgares o los nudillos de ella.

Sin detenerse, se avanza por los muslos, cuya cara interior es extremadamente sensible, especialmente si se parte de las rodillas. El siguiente paso es masajear las pantorrillas, en las que el hombre suele tener mucha concentración de tensiones y estrés. Cuando esos músculos están relajados, él ya está entregado.

Esto no supone que en todas las sesiones de masaje se deba recorrer el cuerpo entero. A veces, el hombre indica dónde desea ser estimulado o relajado y depende también de la situación y de la receptividad de ambos.

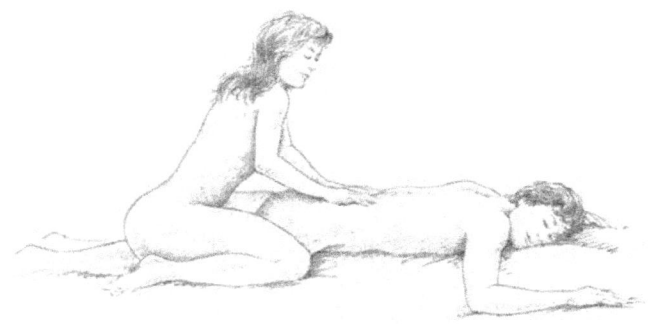

Para recibir un masaje erótico, el hombre debe estar desnudo, al igual que la mujer que se disponga a despertar su piel al goce.

Cuando los amantes se dan un baño o una ducha juntos, las friegas de la toalla para secar al hombre pueden ser un buen punto de partida para sensibilizar la piel y luego complementar con un masaje suave, ya sin toalla, aplicando un aceite suavizante.

CÓMO REALIZARLOS

Para recibir un masaje erótico, el hombre debe estar desnudo y acostado sobre una superficie cómoda. También la mujer que se disponga a despertar el placer, tiene que estar sin ropa.

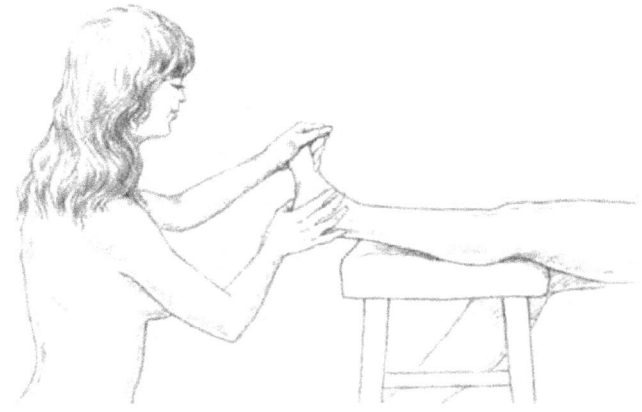

Las manos calientes de ella, lubricadas con crema o aceite, deslizándose suavemente por todo el cuerpo de él, dejando que vuele su imaginación al calor de su propio deseo y tratando de encender al amante, es una experiencia de alta sensibilidad sexual.

Según la zona que se masajee pueden alternarse diversas técnicas. En muslos y caderas, es recomendable apresar un rollo de músculo entre el pulgar y los dedos de la mano y pasarlo con velocidad a la otra, como si se amasara.

En los hombros, el pecho, las palmas de las manos

o las plantas de los pies, se debe hacer presión con los dedos curvados y describir círculos y movimientos ondulantes.

Otra técnica es dar golpes suaves con los pulgares hacia adentro y los dedos juntos, para crear un efecto de ventosa, repitiéndolo con movimientos rápidos. Es muy grato este masaje en la espalda, así como utilizar los nudillos con las manos vueltas, haciendo como si se hiciera percusión sobre las nalgas.

A él lo excitan los estímulos alternados, los roces con las palmas de las manos, el dorso de las mismas, los pulgares o los nudillos de ella. Sentir cómo palpa su cuerpo, sopla sobre un punto preciso de su piel o lo fricciona con fuerza para proporcionarle placer.

Si, además, la mujer con picardía se demora en su espalda, piernas, talones o cualquier otra zona, evitando deliberadamente el pene, los testículos y las tetillas, él se cargará de ansiedad y tensión fruto del intenso anhelo por ser tocado en esos puntos extremadamente sensibles.

En el caso de que ella desee estimularlo aún más, se echará encima de él, mientras está tendido boca abajo, y hará que note contra las nalgas el cálido contacto del interior de sus muslos. Igualmente masajeará la espalda de su amante con los pechos y él notará sus pezones erectos.

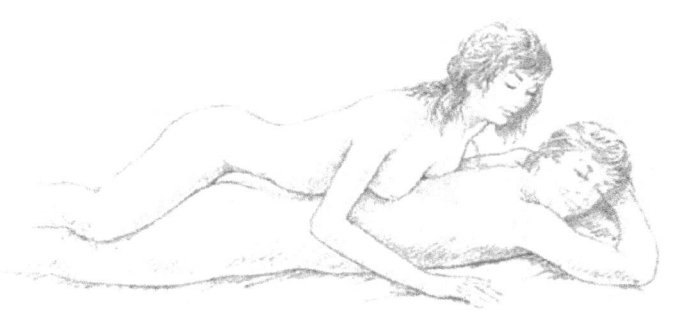

Posturas, placer infinito

El hombre, excitado por las caricias de las manos, la boca y el cuerpo de la mujer ansía la penetración que promete el cercano alcance del orgasmo. Éste es uno de los momentos más íntimos y placenteros del coito para ambos amantes y resulta fácil y natural si la mujer está excitada y su vagina bien lubricada.

Ella puede ayudar mucho a que este momento crezca en intensidad, haciendo de él una danza creadora de sensualidad, llevando suavemente la punta del glande con las manos hasta la puerta de su vagina para luego introducirlo entero y abrazarlo, abriéndose y cerrándose sobre el pene erecto.

A él, según el tamaño de su miembro y de la vagina de ella, le gustan unas posturas más que otras, para penetrar con la máxima profundidad. Además, hacer el amor en lugares y posturas diversos es algo que ofrece siempre nuevos alicientes e impide caer en la rutina. Los amantes imaginativos irán creando las posturas que les permitan gozar cada vez más de su sensualidad, aquellas que mejor se adapten a sus posibilidades y les resulten más cómodas y excitantes.

Las que a continuación se sugieren son todas altamente eróticas. No obstante se han destacado con una estrella (*) las que más disfrute sexual pueden ofrecer al hombre.

PENETRACIÓN PROFUNDA

Tumbada de espaldas en la cama, con las caderas elevadas y apoyada sobre los codos, la mujer expone ante el amante su vagina, tibia y húmeda por el deseo de abrazar el pene estrechamente. Él, ansioso y excitado, se acerca a su cuerpo de rodillas para penetrarla profundamente.

Mientras el hombre acompaña con su cintura y caderas el cadencioso ritmo de su pene frotando el interior de la vagina, siente el calor de las nalgas de ella contra la pelvis. Además, tiene al alcance de los ojos y las manos, los pechos femeninos con los que puede juguetear a su entero placer, así como acariciar sus muslos suaves y tensos por el deseo.

El amante enloquecerá con el gozo que ella exprese a través de gemidos o con la voz ronca por la sensualidad, porque en esta postura el pene le da un placer inmenso, ya que permite una estimulación intensa.

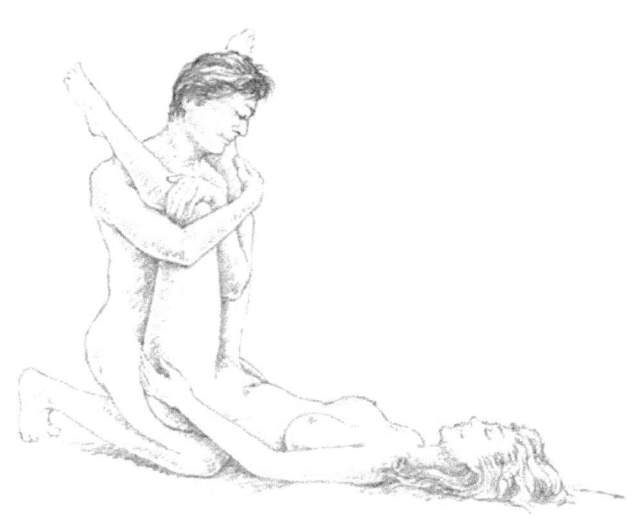

DE ALTO VOLTAJE

El pene erecto tiene la máxima turgencia, la sedosa piel del glande parece a punto de estallar. El hombre, echado boca arriba, espera anhelante que ella tome la iniciativa de conducir la ruta del placer hasta el estallido del clímax. Ella sabe el goce que a él le produce penetrarla profundamente por detrás. Se sienta de espaldas y a horcajadas sobre él, para que disfrute de la vista de su espalda y sus redondeadas nalgas, e imagine el rostro de ella trémulo de pasión: los labios húmedos, los ojos semicerrados, los

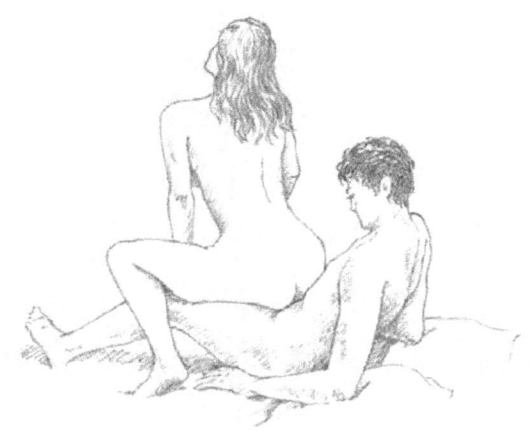

músculos tensos.

En esta postura la mujer dirige la acción, haciendo sobre el pene movimientos de fricción o rotando sus caderas en una danza endemoniadamente lenta o excitantemente rítmica, que a él lo hace estremecerse. Ella puede también acariciarle los testículos o la base del miembro. Éste es uno de los contactos eróticos con el que más goza el hombre.

SENSUAL ESCLAVITUD (*)

Él está acostado en la cama boca arriba, pendiente de cada uno de los movimientos de ella, que toma sus muñecas y, echando los brazos de él hacia atrás, las ata firmemente a la cabecera de la cama con un suave pañuelo de gasa, mientras siente su cuerpo vibrar ante lo que se aproxima.

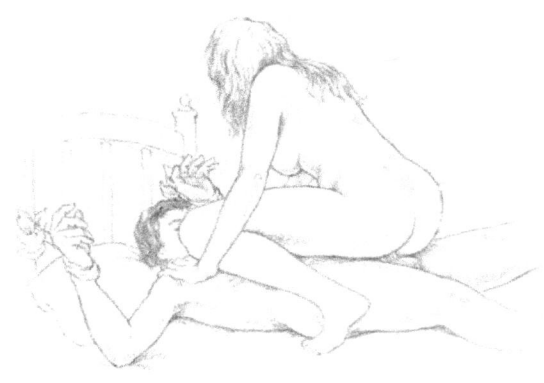

Luego, la mujer se sienta sobre el hombre y juega con la cabeza del pene hasta que esté tan erecto que lo lleva a penetrarla.

Esclavo de su placer, él no puede apartar sus ojos de los pechos de ella que realiza ondulantes movimientos de caderas y lo va elevando a un goce cada vez mayor. Mientras tanto ella va controlando la intensidad del y lentificando el momento del orgasmo.

FANTASÍA ERÓTICA

Recostada boca abajo con el torso apoyado en la cama y las manos afirmadas en el suelo, ella tiene la cadera levemente ladeada para permitir que el hombre tome uno de sus muslos con el brazo y la acerque a su pelvis para penetrarla por detrás. Esta postura permite la penetración tanto vaginal como anal.

Él siente el contacto de las nalgas femeninas y sus dedos pueden tocar el botón incitante del clítoris que se oculta entre los muslos humedecidos por los fluidos de la cálida vagina. La tiene a su merced para empujar profundamente con su pene, adelante y atrás, cada vez más rápido, presos ya ambos de una excitación sin límites hasta que llegue la cálida marea del clímax.

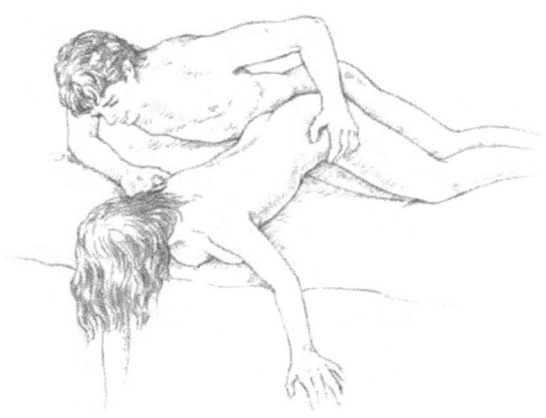

JUEGO PASIONAL

La mujer tumbada boca arriba sobre la cama, eleva voluptuosamente una de sus piernas para apoyarla sobre el hombro del amante, descubriendo su vulva ar diente. Si él coloca un cojín por debajo de las nalgas de ella, podrá penetrarla más profundamente. Luego, echado encima y con el torso arqueado comenzará un cadencioso juego dentro de la vagina.

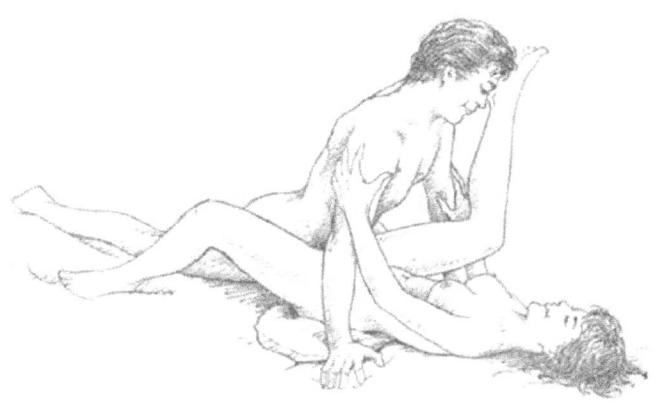

Es él quien lleva el ritmo del coito a través del empuje recio de sus caderas en un acto de dominación y control que resulta desafiante y acrecienta el gozo de los amantes.

Ella tiene las manos libres para acariciarlo y arañar su pecho, provocativamente. Ante la vista del hombre están los senos que podrá lamer, morder y besar, mientras los cuerpos se unen más y más estrechamente.

DUCHA ESTIMULANTE

Los dos amantes están de pie frente a frente mientras el agua baña sus cuerpos ardorosos. No pueden esperar, se atraen por la lujuria que los atrapa en el deseo de fundirse.

Ella le abraza la cintura con las piernas y él la recibe sujetándola por las nalgas. Los cuerpos se acoplan con natural intensidad, ya está el pene dentro de la vagina, ya han alcanzado la primera estación del placer que seguirá en un camino ascendente hasta la cima, con un ritmo trepidante que dejará a ambos sin sentido cuando estallen en un orgasmo de ilimitado

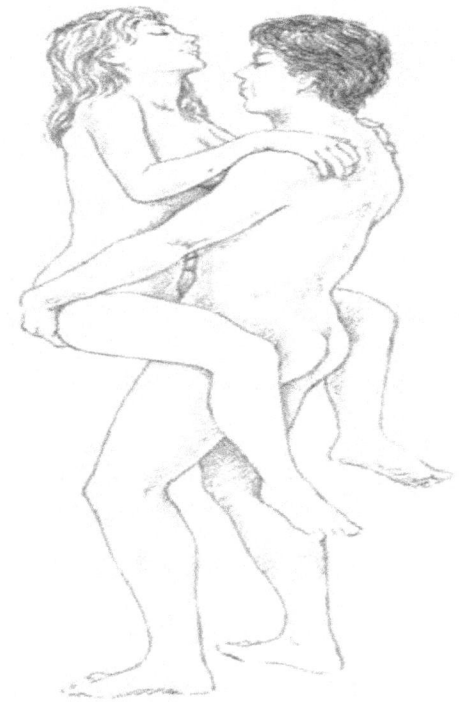

goce.

El hombre disfruta mucho de esta postura porque puede sostener a la mujer por los muslos y mantiene el control de los movimientos de su cintura y caderas dando mayor o menor intensidad a la frotación del pene en el interior de la húmeda vagina.

PASIÓN URGENTE

Cuando el apremio de la sensualidad se dispara y no se necesita de mayores preliminares ni se desea esperar, hacer el amor de pie y en el lugar en que se encuentren los amantes es la mejor manera de hallar satisfacción.

Sin ceremonias y desnudos ambos, él apoya la espalda contra una pared. Frente al hombre, ella se abraza estrechamente a su cintura, con una pierna levantada. Los pezones rozan en caricia erótica el pecho de él como si quisiera perforarlo con su pasión.

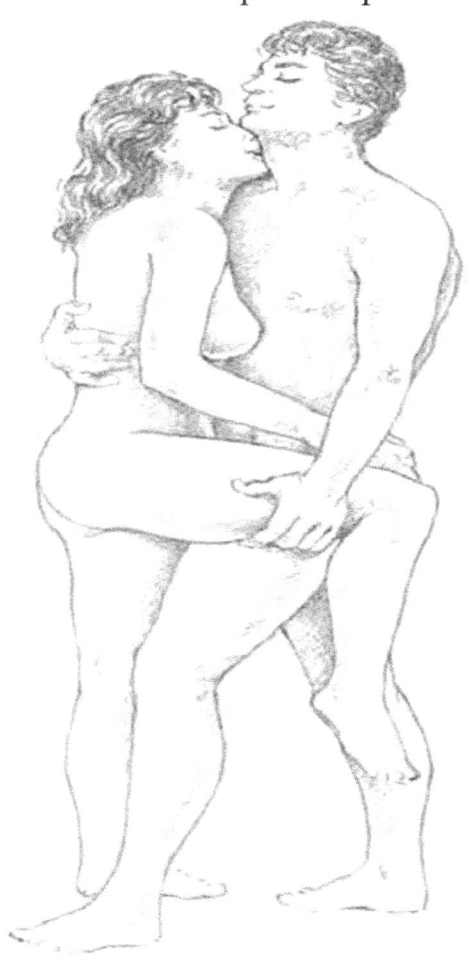

Esta postura facilita los movimientos de martillo del pene, entrando y saliendo, atravesando la vulva una y otra vez, mientras una de sus manos atrae a la mujer por la cintura y la otra recorre la turgente carne de los muslos, hasta que ambos se pierdan en un orgasmo tórrido y sensual.

HÚMEDO DESAFÍO (*)

El hombre está sentado en la bañera con las piernas extendidas. Frente a él, la mujer descansa los muslos sobre los suyos y sus rodillas le abrazan la cintura.

Él recorre lascivamente los pechos en círculos, deteniéndose en la areola para luego ejercer más presión en los pezones y lamerlos con pasión. Ella responde acariciando la nuca y se detiene sensualmente con sus dedos en las orejas.

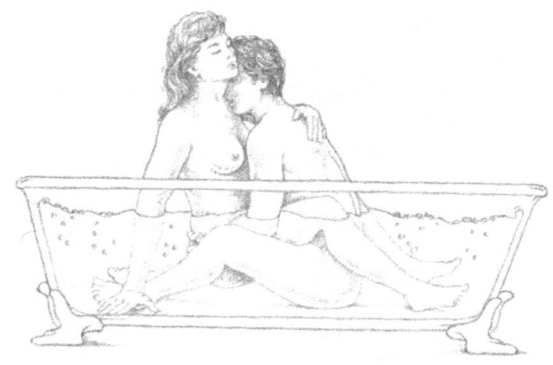

Con vehemencia él le sostiene las nalgas y, en lugar de acompañar con la pelvis a su pene cuando penetra con fuerza, la atrae y aleja una y otra vez, hasta que la urgente eyaculación se vuelque por entero en el interior de la vagina, que la absorbe con gozo.

PIEL CONTRA PIEL

Ardiendo de deseo, ella se sienta al borde del lavabo, abre insinuante sus piernas y las flexiona para que él tenga un atisbo de la vagina. Excitado, se acerca a ella de frente, la coge por la cintura o las nalgas para, con ayuda de sus caderas, penetrarla.

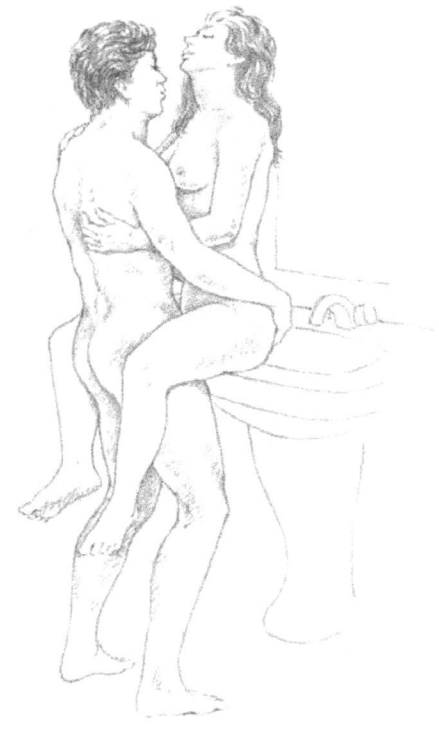

Ella lo abraza estrechamente y queda adherida a su cuerpo mientras él le acaricia la espalda suavemente para luego intensificar la presión y estimularla. Acoplados ambos van creando un ritmo que les permite mantener la mitad del pene latiendo en el interior de la vagina al retirarse en cada movimiento.

La postura cara a cara provoca juegos con la lengua y besos en las orejas y el cuello, cada vez más excitantes.

FURIA ÍNTIMA

De rodillas, apoyando las palmas de las manos en el suelo, la mujer ofrece al amante todo el esplendor de sus nalgas entreabiertas y algo elevadas, que dejan ver la entrada de su rosada vulva, anhelante de placer.

El hombre se arrodilla por detrás deseoso de tomarla de una forma diferente, ya que esta postura lo enardece porque sabe que puede penetrarla por la vagina o el ano hasta lo más profundo, mientras la pelvis choca contra los glúteos.

Al sentir el calor del hombre encima, ella arquea el cuerpo elevando las caderas para facilitar la penetración. Él lleva el ritmo al son de los provocativos movimientos de las caderas femeninas, que van aumentando el ardor hasta el momento del clímax.

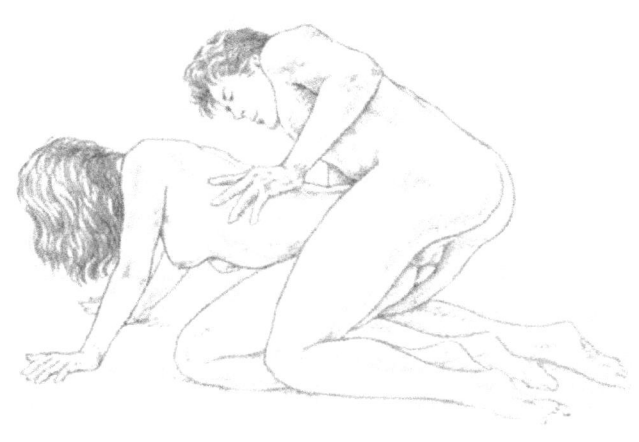

FUEGO SALVAJE (*)

De pie, ella apoya sus pechos y las palmas de las manos sobre una superficie. Al verla de espaldas, él desea penetrarla por detrás.

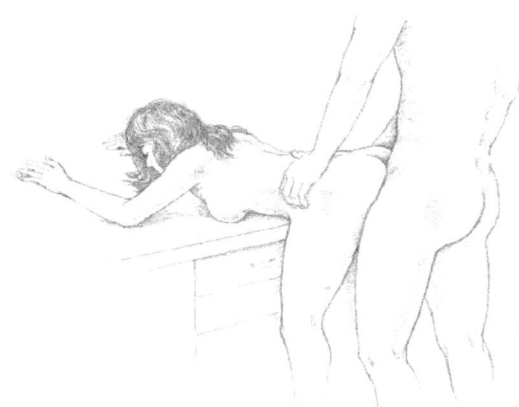

En esta postura, la penetración anal, una vez lubricada la zona con uno de los dedos de él untados en una sustancia aceitosa, puede producirse profunda y delicadamente.

El gozo crece infinitamente si él pasa una de sus manos por delante y al mismo tiempo que se mueve en el interior de la mujer, estimula su clítoris o sus pechos para sumar goce al goce.

Esta manera de realizar el acto sexual es muy placentera para el hombre porque lo sitúa en un papel dominante, en el que libera sus instintos más salvajes, lo que le depara un orgasmo apasionado.

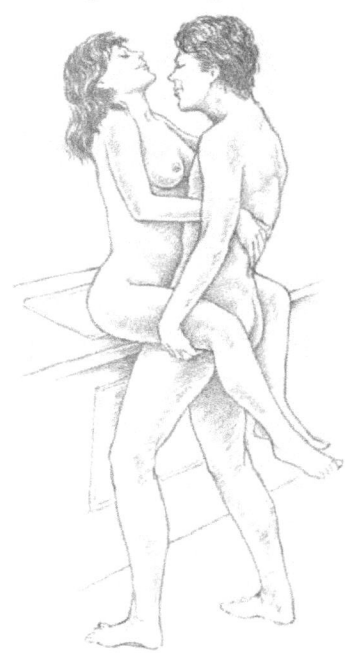

INTENSO ABRAZO

Ella se sienta en el borde de una fría superficie con las piernas separadas. Situado de frente y de pie, él deseará penetrarla con fuerza y en toda la profundidad que le permite esta postura. Pero se detendrá antes en los pechos y el hoyuelo del ombligo, marcando un punto erótico en el centro del vientre de ella, para lamerlos. Luego, descenderá con la lengua por la piel hasta llegar a los labios de la vulva y estimularlos antes de succionar suavemente el clítoris.

Una vez se haya acoplado en su interior, ella puede levantar sus piernas y abrazar la cintura del hombre, estrechando aún más el contacto de la vagina caliente con el pene y acompañando cadenciosamente los firmes movimientos de él, que la penetrará incansablemente, hasta que ambos se dejen ir con pasión.

DESEO DOMINANTE

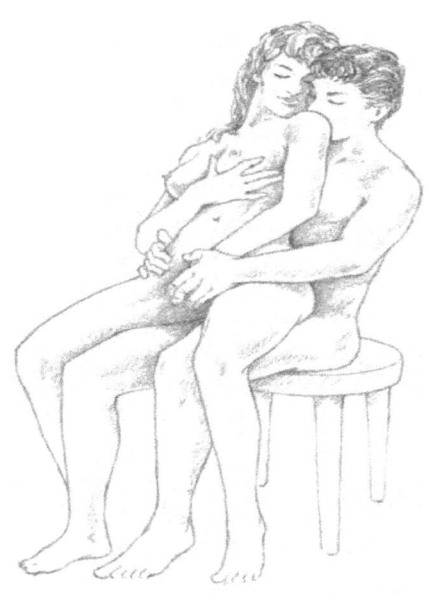

Desnudo, se sienta sobre un taburete o una silla de cómodo respaldo. Luego, la coge por la cintura y de espaldas la va atrayendo hacia sí hasta sentarla encima, en la posición precisa para que se produzca la penetración, al mismo tiempo que le acaricia los pechos, desciende hasta su vientre para acabar perdiendo su mano en el monte de Venus.

Ella es la que marca el ritmo, balanceándose hacia adelante y hacia atrás, alternando con movimientos hacia arriba y abajo. Esta situación tiene mucho morbo para el hombre ya que ella ejerce un rol dominante. Pero aunque él aparentemente permanece pasivo, también transmite el control de la postura al retenerla por las nalgas contra su pelvis cuando lo desee, hasta llegar juntos al orgasmo.

ARDIENTE DUALIDAD

Ella se coloca delante del hombre que está de pie, dándole la espalda y de manera natural se inclina hasta tocar con sus manos el suelo, flexionando suavemente las rodillas para evitar las tensiones musculares, ofreciéndole las nalgas que dejan ver la vagina y el ano.

Él decidirá por dónde tomarla para darse y darle a ella un placer exquisito. En esta postura el goce se concentra en los genitales de los amantes. La punta del miembro roza el clítoris en cada empuje y la vagina entreabierta por la propia posición de las piernas lo abraza estrechamente, favoreciendo que crezca el anhelo.

También él puede reducir el ritmo del coito para acariciarle la espalda, los glúteos y, si la penetra vaginalmente, estimular el ano de ella.

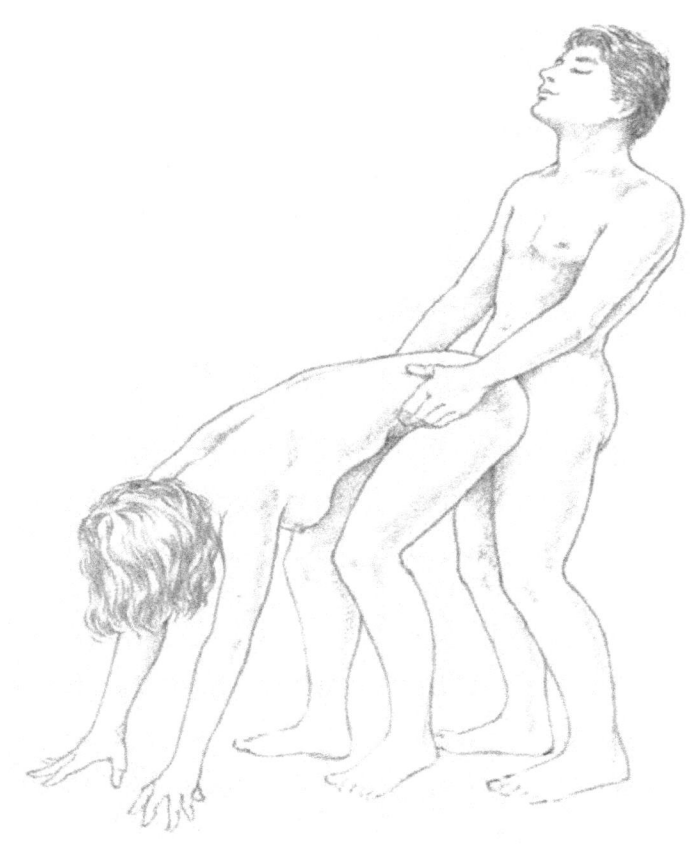

ARDOR COMPARTIDO

Él se acerca de pie hasta la mujer, que apoya sus nalgas sobre una mesa, y, cuando lo tiene a su alcance, lo encierra entre sus muslos por la cintura, inmovilizándolo eróticamente.

Pero él tiene libres su boca y sus manos para estimularla, besándola y acariciándola hasta que crezca su excitación e inicie los voluptuosos movimientos del coito.

La lengua anhelante de ella traza un recorrido húmedo dibujando el contor no de los ojos de él, las cejas, la boca, el mentón, para acabar dándole suaves mordiscos en el cuello.

Luego, se coge fuertemente de sus hombros para ayudarlo a que él acelere e intensifique el ritmo de la penetración. De este modo, ambos comparten la excitación y la cadencia del acto sexual, que se irá acelerando en la ruta hacia el orgasmo.

ÉXTASIS ÍNTIMO

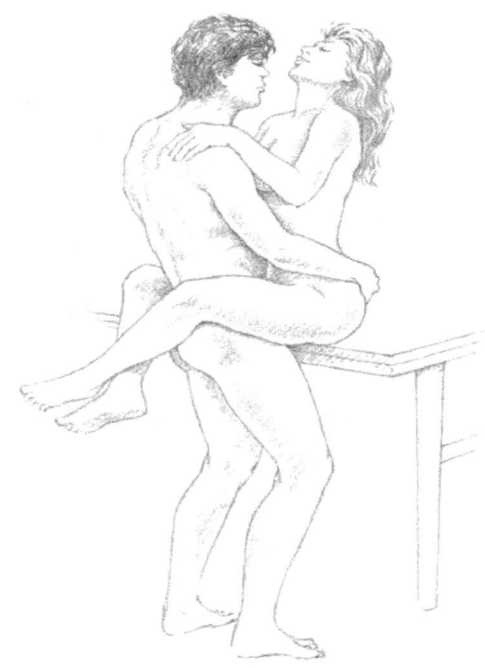

La calidez de la alfombra es un buen refugio para

los amantes, que quiere recibir sus cuerpos ardorosos por la excitación y absorber los fluidos de su placer. Ella se acuesta con las piernas estiradas y levemente entreabiertas para recibirlo.

Con delicadeza atrae el pene hasta su vagina y lo ayuda a entrar cuando él se tiende con las piernas entre las suyas y el torso levemente levantado.

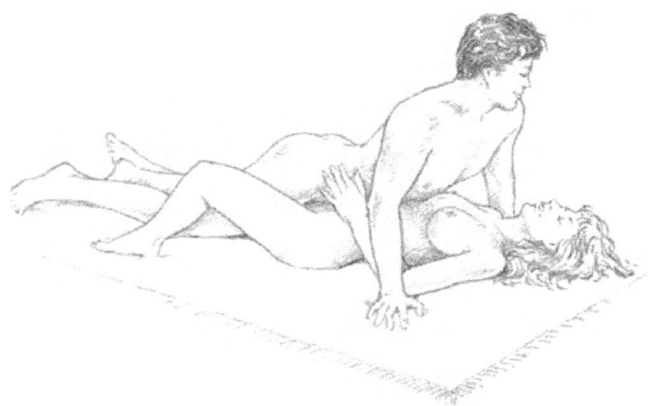

Al alcance de la boca del hombre están los pechos de ella, que anhelan sentir la boca masculina lamiéndolos con fruición. En esta postura los amantes pueden hacerse el amor con intensidad e hipnótica lentitud, entrando y saliendo el pene una y otra vez de la vagina, mientras unen sus bocas para saborear el éxtasis compartido.

CÓPULA FOGOSA

Con la cabeza apoyada en el respaldo de una cómoda butaca en la que está sentado, el hombre extiende las piernas hacia adelante. Ella se sienta frente a él con las suyas apoyadas sobre sus hombros. Vagina y pene se encontrarán en una perfecta cópula que les proporcionará un placer intenso.

Ella frotará con sus manos el pecho de él y susurrará en su oído las excitan tes palabras que dicte su sensualidad, provocándole un intenso despertar de los sentidos.

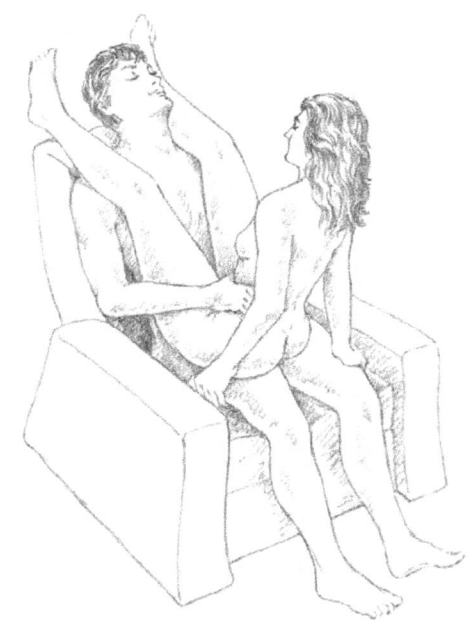

En respuesta a estos estímulos, él tomará los muslos y las caderas de ella entre sus manos para balancearlos al ritmo que vaya marcando su creciente deseo hasta que ambos lleguen al clímax.

MÁXIMA VOLUPTUOSIDAD

Las butacas pueden ser también testigos y cómplices de esta postura. Él se sienta con las piernas ligeramente abiertas y la atrae hasta sentarla sobre su erección. Ella se convierte así en un intrépido jinete que lo monta a horcajadas.

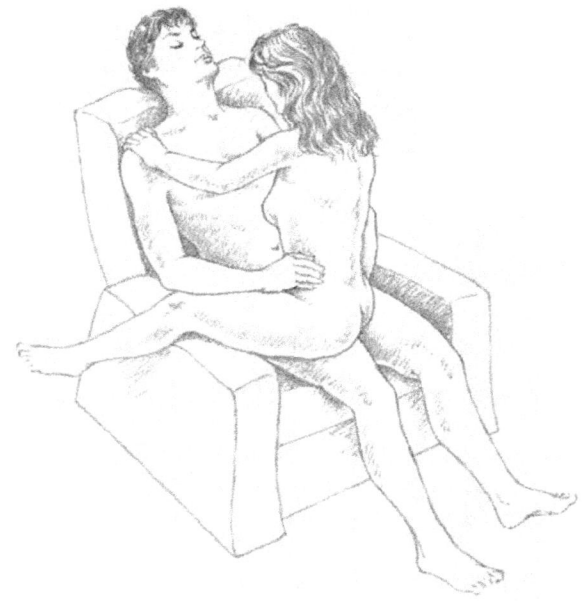

Podrá espolearlo y marcar el ritmo de un galope incesante.

En esta posición que ella controla puede acercar uno de sus pechos o el otro, alternativamente, a la boca del amante para acelerar la carrera hacia el orgasmo.

Al estar cara a cara también acariciará el cuerpo masculino, arañará su pecho. Una de las más estimulantes posibilidades de esta postura es el poder besarse y abrazarse con pasión.

PLACER RELAJANTE

Una mesa es un buen soporte para que ella se recueste con la mitad de su cuerpo boca arriba, apoye sus codos voluptuosamente y mantenga sus nalgas justo al borde de la superficie.

Él se aproxima e inclina un poco el cuerpo hacia la mujer, así puede acariciar sus pechos y besarlos, succionar el ombligo, lamer o masturbarle el clítoris y percibir con sus manos la humedad vaginal que indica su deseo. Por último, la toma por las nalgas y la penetra por el centro ardiente del cuerpo mientras sus manos y su boca la recorren incesantemente.

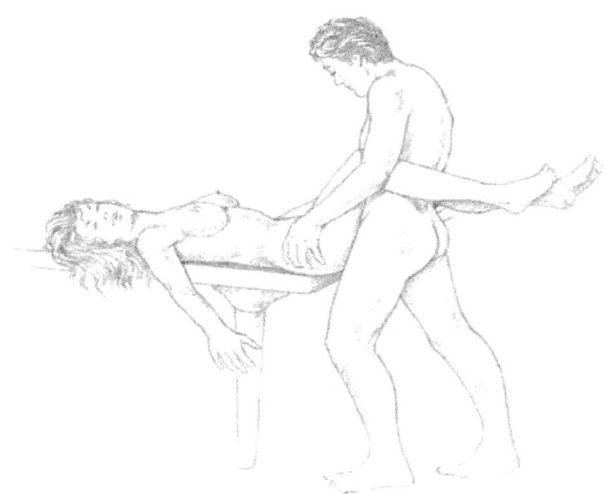

Esta postura es muy cómoda y relajada y a los hombres les resulta estimulante porque son ellos los que tienen la iniciativa, además de permitirles una penetración muy profunda.

VAIVÉN ERÓTICO (*)

El hombre se sienta sobre la mecedora y atrae a su amante hasta que consigue sentarla encima y de frente a su cuerpo. Las piernas de ella abiertas al máximo, se posan sobre sus muslos.

Los brazos masculinos toman a la mujer por la espalda y él inclina la cabeza para lamer y besar los pechos con ardor.

El pene está ya en el cálido interior de la vagina. La mecedora facilita el vaivén que imprimen los cuerpos acompañando el ritmo del falo, que a cada movimiento penetra más profundamente.

Lo más sugerente que ofrece esta postura es que después de alcanzado el clímax los amantes pueden prolongar su intimidad manteniendo la misma posición.

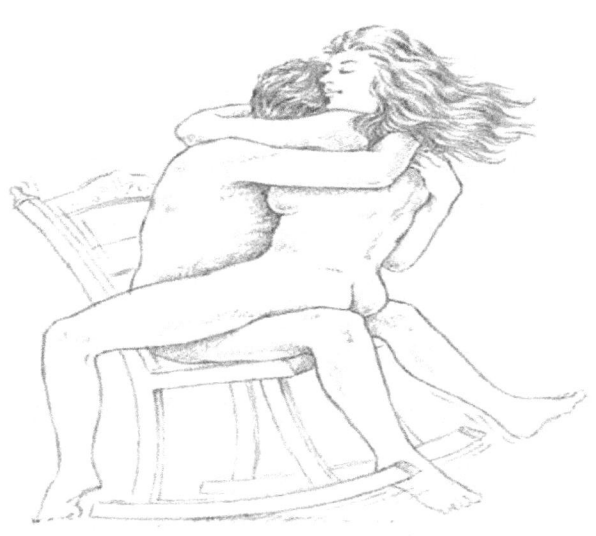

ABRAZO MÁGICO (*)

En cuclillas él la atrae hacia sí, hasta que ella quede sentada sobre él con las piernas bien abiertas y los muslos encima de los suyos. Ambos afirman las puntas de los pies en el suelo para sostenerse en un equilibrio perfecto.

Los senos se funden con el torso ardiente de él. Por debajo de la cintura, los cuerpos se buscan hasta encontrar el acoplamiento perfecto de los genitales, que permite que el miembro penetre profundamente, despertando en ellos sensaciones intensas.

Lo mejor que tiene esta posición es que ambos pueden desarrollar la danza amorosa de sus pelvis, entrando y saliendo el pene de la vagina, unidos por el ritmo que se hará cada vez más trepidante hasta que el orgasmo libere el fuego mágico y erótico que los cuerpos han acumulado en este estrecho y singular abrazo.

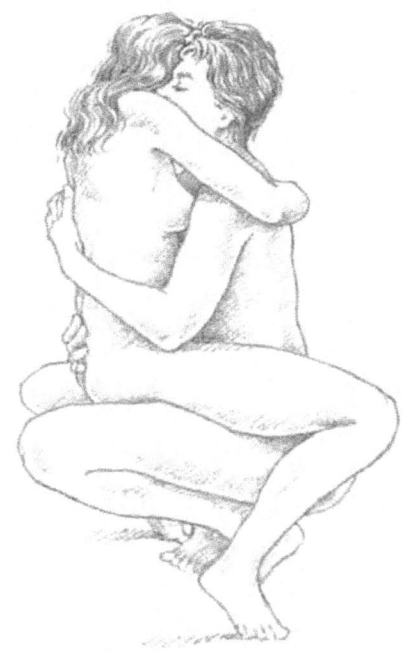

SENSUAL PLENITUD

Los amantes están de pie y frente a frente, mirándose profundamente a los ojos en los que arde la llama del deseo. Ella eleva una pierna y coge su cuello con los brazos. El hombre, abarca con una mano las caderas femeninas y con la otra puede pellizcar o acariciar las nalgas turgentes y guiar el cuerpo de ella hacia sí mismo, para intensificar los golpes de su pene durante la penetración y hasta buscar el ano, ese oscuro objeto de deseo que estimulará con uno de sus dedos para hacerla gemir de placer. También ella puede responder y, soltando una mano, acariciarle las tetillas.

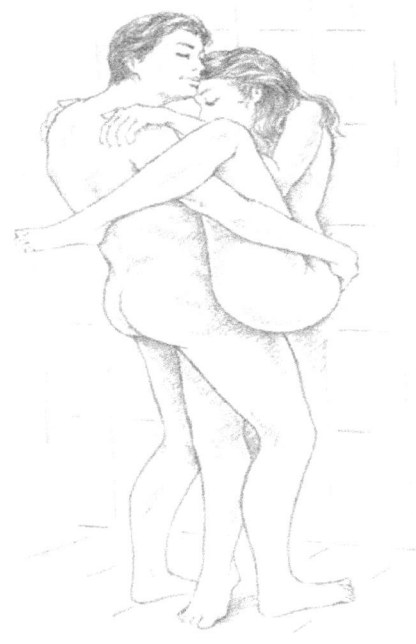

Asimismo se pueden intercambiar besos y recorrer con la lengua la boca del amante para transmitirle el deseo que albergan los cuerpos.

SENSIBLE ANHELO

La mujer se recuesta relajada y boca arriba sobre la cama. Él se arrodilla y se acerca a su cuerpo en posición vertical. Cuando la penetre, se servirá de sus rodillas para empujar contra la superficie del lecho.

Ella, por su parte lo ayudará a intensificar el contacto rodeando con sus piernas la cintura del amante y ciñendo con sus brazos su espalda mientras lo acaricia felinamente con sus uñas.

Pero es ella la que está a merced del hombre, es toda suya para que él pueda besar su cuerpo, succionar sus pezones, mirarla y susurrarle al oído sus ardientes fantasías. Si lo desea, puede deslizar el cuerpo femenino hacia la parte superior de la cama y poner sus antebrazos bajo la espalda de la mujer, para alzarla y acercarla aún más. Todo el cuerpo femenino, en natural reposo, dará acceso a una penetración completa y profunda que debe ser lenta y controlada para dosificar mejor el placer.

SECRETA INTIMIDAD

Tendida de espaldas sobre una superficie blanda y mullida, ella abarca con sus piernas dobladas la cintura del hombre y con los brazos estrecha fuertemente su cuello o la parte superior de la espalda, como si quisiera fundir ambos cuerpos en el placer.

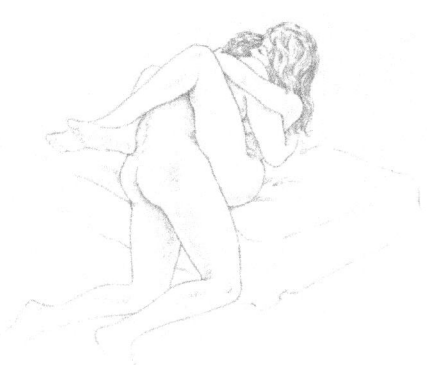

Al borde del diván, él mantiene una de sus rodillas en el suelo; la otra pierna se eleva sobre la superficie trazando un ángulo bien abierto para penetrarla certeramente. La pelvis de la mujer acaricia y estimula sus sensibles testículos, mientras los brazos del hombre la rodean por entero.

La profundidad de penetración que se consigue con esta postura es difícil de alcanzar con cualquier otra.

PLACENTERO EROTISMO

Ella se coloca boca abajo, con los brazos cruzados y los codos apoyados sobre una superficie, de modo que sus pechos queden libres y se balanceen en el aire. También sus nalgas resaltan en toda su plenitud y se ofrecen a la vista del hombre.

Él se sitúa encima de ella y por detrás. Luego le levanta una de las piernas para acercarla y rodearla con su cuerpo, así consigue penetrarla mejor.

Con una mano puede acceder hasta el palpitante

clítoris y estimularlo a placer o subir en busca de los pezones para excitarlos y excitarse a la vez con su dureza. Su lengua caliente busca la oreja femenina, esa zona erógena que al ser besada hace que ellas pierdan la cabeza. El ambiente arde de erotismo, el clima sube de tono y los jadeos se multiplican hasta alcanzar los amantes un orgasmo poderoso y vibrante.

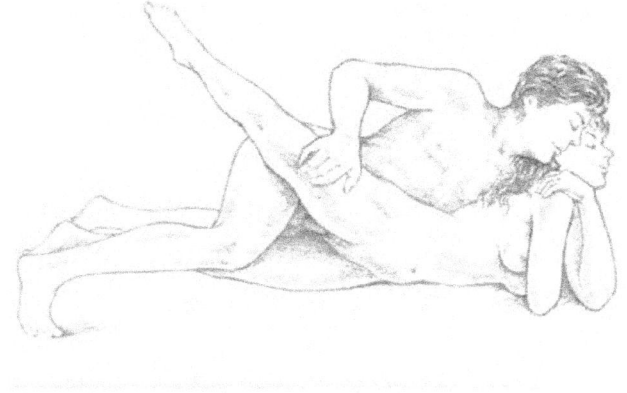

La primera vez

Son muchas las expectativas que se tienen ante la primera relación sexual. Los engañosos mitos sociales suelen ser los responsables de provocar ansiedad y desvirtuar la realidad. Lo ideal es tomar con naturalidad la situación, sin pretender hacer grandes demostraciones ni ceder a temores o dudas sobre la satisfacción que pueden ofrecerle a ella o él no «dar la talla», ya que esto genera frustraciones.

Si no se plantea de antemano propósito alguno, la

imaginación y el puro instinto actuarán y se podrá disfrutar de la relación relajadamente.

Aunque él tenga experiencia, siempre existirá la tensión de la primera vez en cada nueva relación. El paso del tiempo, la confianza y no exigirse marcas competitivas van dejando paso a la naturalidad para avanzar en el camino erótico hacia el placer. Conviene tener presente que también a ella el primer encuentro sexual le crea la misma tensión y expectativas que a él.

La «primera vez» no es más que el primer paso, ya que la noción de sexo perfecto es una quimera, e intentar que se dé desde el comienzo dificulta el poder sentirse cómodo con la propia sexualidad.

El sexo, como otros placeres refinados o el arte, es algo que se va descubriendo y apreciando poco a poco.

Andropausia o menopausia masculina y libido

La andropausia masculina es un proceso equivalente a la menopausia femenina. A medida que pasa el tiempo, las hormonas descienden y esto influye en todos aquellos procesos en los que éstas intervienen.

A los cincuenta o los sesenta años, el tiempo de excitación, la firmeza de la erección y lo que se tarda en alcanzar el orgasmo no son los mismos que a los veinte o a los treinta años. Sin embargo, eso no significa en absoluto que no se pueda disfrutar del sexo a lo largo de toda la vida y hasta una edad muy avanzada.

Un amante maduro es capaz de ofrecer juegos preliminares eróticos durante un tiempo mucho más prolongado que uno joven, y eso le permite una sexualidad compartida serena y no por eso, menos placentera.

Asimismo, retardar la eyaculación una vez que se produce la penetración, permite que sean mayores las oportunidades de hacer gozar a la mujer hasta que ambos alcancen juntos el orgasmo.

La andropausia trae cambios o disminución de la libido pero el sexo no es sólo biología y hormonas sino que, sobre todo, tiene que ver con la esfera psicológica y emocional y estos aspectos no tienen por qué sufrir ninguna alteración. Se trata de seguir nutriendo la sensualidad, viéndola desde un ángulo diferente para que ofrezca tantas compensaciones como siempre.

Los problemas sexuales más frecuentes

ERECCIÓN IRREGULAR

Lo más importante cuando un hombre experimenta dificultades de erección ocasionalmente, es distinguir si el problema es físico o psicológico. Consultando a un especialista se sabrá si se trata del primer caso. Una vez descartado éste, el trastorno sin duda se deberá a un problema de estrés o emocional.

Las situaciones frustrantes suelen generar ansiedad, lo que colabora a bloquear la libido.

A veces puede deberse a malas experiencias anteriores en que se han visto rechazados o han fallado y eso ha menoscabado su autoestima. Las situaciones frustrantes suelen generar ansiedad, lo que colabora a bloquear la libido.

La mujer puede ayudar en gran medida a conseguir una erección sin forzar la penetración. Los masajes sensuales relajantes, los estímulos táctiles en zonas erógenas o el coito oral son buenos aliados para que él recupere la confianza y la erección que le permita penetrarla.

YACULACIÓN DEMASIADO RÁPIDA O PRECOZ

A veces, los hombres están tan excitados que

incluso eyaculan antes o apenas se produce la penetración.

La eyaculación es un acto reflejo, por lo tanto no es posible pararla pero sí controlarla para que se retrase.

Lo más recomendable para esto es ejercitar el músculo PC la mayor cantidad de veces posible e incluso, si durante los juegos preliminares percibe que está a punto de eyacular, puede contraerlo para retardarla. Con la misma contracción se consigue evitar la emisión de esperma.

Otra solución para retardar la eyaculación, en la que la mujer tiene un papel activo, es ejerciendo una ligera presión sobre el escroto. Por último, también es útil el recurso de poner la mente en blanco, respirar profundamente y pensar en otra cosa que lo haga distanciarse de los estímulos que lo excitan.

AUSENCIA DE EYACULACIÓN

Este trastorno, asociado a la imposibilidad de llegar al orgasmo, puede tener causas físicas o psicológicas. Las primeras, generalmente están ocasionadas por la cirugía de colon o próstata. También por enfermedades del aparato circulatorio, como la hipertensión o la ingestión de medicamentos cuyos efectos secundarios inhiben la libido. Estas dificultades deben consultarse y resolverse con la ayuda de un profesional.

La ausencia de eyaculación por motivos

psicológicos, es la imposibilidad de alcanzar un orgasmo a pesar de tener erección y a veces se debe a una larga temporada sin relaciones sexuales.

Si se ha retardado excesivamente el clímax para satisfacer a la mujer, puede producirse el bloqueo de la eyaculación.

Puede ocurrir también que si se ha retardado excesivamente el clímax para satisfacer a la mujer, se produzca el bloqueo de la eyaculación. Poco a poco, ella puede ayudar a vencer estos trastornos, con estímulos manuales y la práctica del sexo oral, alternados con la penetración en el momento oportuno.

IMPOTENCIA OCASIONAL O PROLONGADA

Cuando un hombre pierde su apetito erótico durante un cierto tiempo por diversas razones, esto le crea un conflicto de personalidad que afecta a sus relaciones sexuales.

Como en otras disfunciones el origen puede ser físico, lo que es conveniente descartar consultando a un médico. También puede haber una razón psicológica que motive la ausencia de libido.

Algunos hombres pierden el deseo porque sus coitos anteriores han sido poco satisfactorios o frustrantes. Inconscientemente, se protegen para no sufrir nuevos desencantos.

TRASTORNOS DE LA PRÓSTATA

Hasta los 40 años aproximadamente, es raro que un hombre sufra ninguna dolencia prostática, salvo infecciones del aparato urinario.

En hombres de entre 20 y 40 años, es posible que aparezcan infecciones o inflamaciones de esta glándula, llamadas genéricamente prostatitis. No es una dolencia grave, pero los síntomas son desagradables: dolor intenso, dificultades al orinar, problemas sexuales y hasta infertilidad.

<u>fundamental que los hombres a partir de los 40 años realicen una visita de control a un facultativo para verificar si el crecimiento de su próstata es normal y si su tejido es benigno.</u>

Según su tipo, se describen cuatro prostatitis diferentes: bacteriana aguda, también llamada infecciosa, y bacteriana crónica, que suman entre ambas aproximadamente un 5 % de las prostatitis en adultos jóvenes. Las otras dos son la abacteriana crónica y la inflamatoria asintomática.

A partir de los 40 años hay que prestar atención a la próstata para controlar si aumenta de tamaño y volumen. El crecimiento no necesariamente significa una enfermedad maligna; puede tratarse de un tumor benigno muy frecuente que se denomina hiperplasia prostática benigna o HPB.

En hombres de entre 20 y 40 años, es posible que aparezcan infecciones o inflamaciones en la glándula prostática.

Ésta se genera por un trastorno metabólico de una hormona masculina: el andrógeno. A partir de los 50 años también se producen cambios en el organismo masculino, entre ellos algunos de tipo hormonal.

En caso de crecimiento maligno de las células del tejido prostático, el afectado sufre un cáncer, que tiene posibilidades de curación por diversos tratamientos, tanto hormonales como quirúrgicos.

La práctica ha demostrado suficientemente que no hay mejor remedio para la salud que la prevención. Por eso, es importante insistir en la necesidad de que aun sin tener ninguna sintomatología preocupante, los varones de más de 40 años verifiquen en una consulta especializada, el estado de su próstata.

Si se desea disfrutar hasta edades muy avanzadas de una vida sexual intensa y grata, ésta es la condición indispensable, lo que equivale a dejar fuera las vergüenzas y los falsos pudores.

www.ingramcontent.com/pod-product-compliance
Lightning Source LLC
Chambersburg PA
CBHW050312230526
45471CB00005B/2141